パトリック・ルモアンヌ
渡邊拓也 訳

教えて
ルモアンヌ先生、
精神科医は
いったい何の役に
立つのですか？

新泉社

はじめに

これから「こころにかかわる仕事」の話をするのですが、これには少しばかりややこしい部分もあります。まずこの言葉は、どういった職種を指しているのかがあいまいです。精神科の医師のことなのか、心理学者のことなのか、あるいは心理療法士、精神分析家、精神運動訓練士、心理教育者のことなのか。もっといろいろあるのですが、ここでは省略させていただきます。

僕自身はどうかといえば、僕は医者なので、フランス語の「○○医（イアートル）」という言葉——これはギリシャ語で医者や治療者をあらわす「イアートロス」から来ています——で呼ばれる権利があると思います。したがって、さきほどのリストでは、自然と最初のカテゴリー（精神科の医師）に入ることになりますが、僕がこれからする話は、あくまで医師という立場から眺めたものので、どう考えても客観的なものではないことを、まずはお断りしておきたいと思います。不公平とは言わないまでも、不完全なものにとどまってしまうでしょう。ひとりですべてを語ることはできませんから。

さて、近年この分野は、さまざまなアプローチ法が出てきたりして、ずいぶんと様変わりしてきました。その様子を見ていると、格式ばった精神医学の威光もじつはそれほど絶対的なものではなくて、他のアプローチが出てくるだけの余地が残されていたのだなと感じます。伝統的な治療法や、ややあやしげなものも生き残っています。

じつを言えば、現在のようなかたちの神経精神医学が生まれたのは、一九六八年の五月革命の少し後の時期のことにすぎません。これは、当時の精神医学と神経学がそれぞれ抱えていた苦しみのなかから産み出されたものです。そうしてあのとき、これからはハードウェアの専門家（神経学者）とソフトウェアの専門家（精神科医）の二種類に分かれようということになって、つまり、神経学者たちは精神という電気信号回路のハンダ付けや、回線のショートを取り扱い、僕たちはプログラミングやソースコード書き換え、バグ退治のような任務を受け持つことになったのです。

この大分裂は、何かの実際の科学的見解のあらわれなどではなくて、むしろ、精神の医学がひとつの政治的イデオロギーとして、本格的に社会の物事に口をはさむようになったことのサインだったように思います。精神科医たちは次のように語ります。精神は肉体から分離可能であり、他の器官と同じように病気になりうるのだと。だからこそ専用のケアや手当が必要なのであって、そのためには正式な国家免状を取得した「専門家たち」が、どうしても必要不可欠であるのだと。

ところで、こうした考え方が常識となっているのは、西ヨーロッパ社会だけだったりします。もし僕が、ヒンドゥーの民やパプア族、カンタルー族、バントゥー族、あるいはオスマントルコ朝のバシ・バズークの一員だったとしたら、こころの病をわずらったとしても、精神科医を訪ねようだなんて、そもそも思いつきもしなかったはずなのです。西ヨーロッパ社会の外側では、こころと体は一体で、いつだって一緒に傷つくのです。人びとは伝統的な治療者のもとを訪れ、治療には薬草とまじないが用いられていたりします。

そうした地域では、呪術師《ソーサラー》や隠者《マラブー》が依然として頼りにされていて、今日でさえ、これらは立派な専門職でありつづけています。なぜかと言えば、患者たちはいまだに、医療科学と迷信のあいだで、医薬品と心理セラピーのあいだで、ふらふらとゆれ動いているからです。人びとはまたドーパミン学説とエディプス神話のあいだを、ＭＲＩ（磁気共鳴画像）検査と催眠（動物磁気）療法のあいだを、行ったり来たりしているのです。

今日のいわゆる近代医学は、霊魂《プシュケー》をつかまえようとし、あくまで科学的であろうとします。霊魂は脳の松果腺内部にあると説いたデカルトのイメージに近づきたがっているようです。近代医学はまた、こころの動きをニューロンの作用ですべて説明できると考えて、ますます脳神経科学に寄りかかるようになってきています。

とはいえ、脳神経科学の影響力もそれほど絶大ではないと言わざるをえません。非常に正統的なものからいかにも胡散臭いものまで見まわしてみても、脳神経科学の影響で何か新しい学問分野が切り開かれたり、新たな職種が生み出されたりといったことなんて、ほとんどなかったのですから。でも、いまはこのあたりにしておきましょう。

教えてルモアンヌ先生、精神科医はいったい何の役に立つのですか？　もくじ

教えてルモアンヌ先生、
精神科医はいったい
何の役に立つのですか？

プロローグ

あれは一九九三年のことでした。ピエール・ベレゴヴォア（これはウクライナ語で「川辺の人」という意味です）という名の男性が、南仏ジョンクシオン運河の川辺で自死を遂げました。フロイト派ならこの象徴的な言葉の一致を重んじるでしょうが、そこはあまり僕の関心をひく点ではありません。

事件直後のある日のこと、フランスの他の多くの精神科医たちと同様に、僕のところにも電話がかかってきました。声の主はリヨンの新聞「プログレ」紙の記者で、今回の悲劇について僕の意見を求めてきたのです。もちろん、よろこんで返事をしました。べつに初めてのことでもなかったし、今後も世話になることがあるかと思って。念のため断っておきますが、僕以外にも多くの精神科医が、カメラやマイクを向けられたり、新聞記事や、最近ではインターネット記事でコメントを求められたりするのです。

少しおこがましいかもしれませんが、僕はこれまで公の場で、あらゆるテーマについて話をしてきたと思います。拒食症のファッションモデルの話から、薬のプラシーボ効果と不眠症の話まで幅広く語ってきたと思うのです。不安の生じるメカニズムについてとか、セクシーな魅力はどこから生まれるかとか、あるいは薬物乱用や夫婦げんかがどうして起こるのかとか、そうした話を笑いと涙をまじえながらメディアに語ってきたと思います。

ちなみに、いまここには自分でもあまり恥ずかしくないものばかり挙げました。なぜって、目の前で人が何かの告白をしてくれているわけですから、相談を受けている僕の側も、本当はあまりくわしくないテーマについて話をしないといけなくなることもときどきはあったりするのです。ちょっぴり遠回しな言い方になってしまいましたが、読者のみなさんにはどうかご容赦いただきたいと思います。

ところで、テレビや新聞などの報道メディアの仕事というのは、社会の様子を忠実に映し出すことであって、それ以上でもそれ以下でもないはずです。それなのにどうしてジャーナリストのみなさんは、こんなにあっさりと、ほとんど反射的に精神科医たちのところにやってくるのでしょうか。精神科医の側も、どうして報道メディアの前では、まるで人魚《セイレーン》たちの歌声に魅了されて水中へ引き込まれる船乗りたちのように、すぐに出演を引き受けてしまうのでしょうか。医者たちは、その身の丈以上の（あるいはそれ以下の）何をもっているというのでしょう。何かの話題についてコメントを求めてみると、この人たちがとくにすごいというわけでもないのに。それから、どうして最近の精神科医たちは、こんなにテレビに出てくるのでしょう。どんな議論にもどんなテーマにも欠かせない、万能のコメンテーターのようになってはいないでしょうか。

つまるところ僕が問いたいのは、いまやあらゆる考察場面に首をつっこんでくる、この精神科医という存在は、いったい何の役に立っているのだろうかということです。精神科医たちは、その名を明かさない何か新しい宗教の、教祖様にでもなったというのでしょうか。あるいは、いわゆる「真理」を世界のすみずみに届けるための、スポークスマンになったのでしょうか。

そして、もし仮にそうだったとしたら、その「真理」とは、何なのでしょうか。

1 精神科医という仕事

かけがえのない出会いというものがあります。その人の人生を左右してしまうような出会いです。僕の場合はパトリシアがそうでした。若くして世を去った女性の精神科医で、おそらく僕が病院勤務の精神科医という職業を選ぶうえでも、プロとしての気がまえを身につけるうえでも、重要な役目を果たした人物です。才気煥発でエネルギッシュ、生意気で、まわりに合わせておとなしくするのが嫌いな人でした。病魔によりあの世へと連れ去られ、いまではたった一通の遺言書が残っているばかりです。

以下に記す物語は、パトリシアの最初のインターン研修のときの様子を描いたものですが、その雰囲気は、僕が初めてこの「狂気の国」への片道切符の旅に出発したときのそれに、とてもよく似ていました。

前置きはそのくらいにして、さっそくパトリシアの物語をお目にかけましょう。

パトリシアの手記——患者アルベールと「狂気の嵐」

ここは地獄ではありません、いえ、精神病院というのはただ……出口のない世界に浮かぶ、小さな狂気の泡なのです。くすんでいて、ずっとそのままの世界です。わたしが一九七三年に精神病院に勤めはじめた頃、病院の風景は平凡でありふれたものでした。

どんよりとした狂気に安らいで、患者さんたちはそこにいました。わたしのすぐ目の前にいました。多くの者は、五年前や十年前から入院しています。もう何十年もいる人、前の世紀からいる人もありました。もし旅人が五年に一度、ここ、レゼダ精神病院を訪れたとしても、たぶんどこが変わったのか気がつかなかったでしょう。ある看護師は定年でいなくなり、代わりに免状をとったばかりの若者がやってきます。ある患者さんは天に召されていき、また別の患者さんは、退院から半年ほどたって病気がぶり返したりします。その人はいつか戻ってくるのです。それは明日かもしれないし三カ月後のことかもしれません。でも、そこに何の違いがあるのでしょう。最後には帳尻が合うのです。「制度」もこれと同じです。不満があるのは社会保障制度のことだけではありませんが、それにしても、精神病院に入っているときの患者さんたちの生活費は、外にいるときにくらべてどうしてこんなに高くなるのでしょう。

さて、まだ駆け出しの研修医だったわたしは、このいかにも男社会といった世界のなかで少し迷子になっていました。社会福祉課の腰の曲がったケースワーカーさんを別とすれば、わたしはおそらく、初めてスカートの下にペチコートをはいた女性――もちろんこれは言葉のあやですが――だったのであって、つまりは一八三八年に創設されたこの精神病院という世界の約束事を打ち破ってやろうと、かよわいながらもがいていたのです。

食堂の脇の廊下を最初に通りかかったとき、ちらっとなかの様子を見たわたしは、ふと、この人たちは治らないのかもしれないと思ったものでした。患者さんたちは飲み込むのを忘れ、いつまでも口をもぐもぐさせていました。食べ物を気管につまらせることもありました。時おり誰かが苦しんでごほごほとむせ返って、でもその他には、静寂を破るものは何もありませんでした。

一九三七年に制度改革があり、それまでほとんど「保護監禁のための施設」であった古い精神病院は、「精神科の病院」へと姿を変えました。「精神療法センター」になったところもあって――こちらの呼び方の方がずっとお洒落かもしれません。そこにお世話になっている人びとは、普通の私服を着ていて、金属製のナイフやフォーク、ちゃんとガラスでできたグラス、陶器の皿や本物のマットレスを使っています。むかしは藁《わら》のベッドだったのに、ぜいたくな話ですよね！

でも精神病院の壁は相変わらずおんぼろで、備え付けの家具はぐらぐらしていたりして、それでもたとえば統合失調症患者と狭心症患者で、扱いに違いがあるのは事実です。そうでしょう？統合失調症患者とがん患者を一緒に考えるわけにはいかなくて、このようにいくら民主主義や平等の観念が発達しても、医療や保健衛生に関してはどうしても不平等が発生するのです。

その後二十世紀のなかばになって、神経弛緩薬が登場しました。「メジャートランキライザー」とも呼ばれる、こころの平穏をもたらす注射です——少なくとも治療者の側にとっては。南フランスには、海からの南風が狂気をもたらすとの古い言い伝えがあるのですが、かつてそうした南からの強風が吹く日には、患者さんたちは大きな叫び声をあげていたのだそうです。でもこの注射が登場してから、その声は聞かれなくなっていったのです。落ち着きのない人たちがひしめいていた中庭は閉鎖され、強制労働用の部屋も、病院から姿を消していきました。この薬が発明されるより前の時代には、医師たちはまだほとんど患者さんたちの見張り役のようなものでした。それはいわば看守のような存在であって、勤務中に頭をなぐられて気絶しないためには、頭の後ろに目がついているか、壁を背にするかしなくてはなりませんでした。

いまの状況からは想像もできないことですが、十九世紀から二十世紀なかば過ぎにかけての古い精神病院では、暴れる患者さんたちをおとなしくさせる手段として、平手打ち《ジッフル》、拘束衣《キャミソール》、足枷《ブリコール》が使われていたのです。最後のひとつはかなり手の込んだもので、すぐに人を蹴りとばすような患者さんに使われていたそうです。やり方は、まず患者さんの両足のくるぶしあたりに腕輪のようなものをとりつけ、二つの輪っかを革ひもでしっかりと連結します。革ひもの長さを調節すれば、足をどの程度まで広げられるかを正確に決めることができるといった具合です。要するに、患者さんのキックがとどく範囲を制限しているわけですが、結果はかなり不自然なことになっていました。足を縛られた患者さんたちは、院内をしずしずと小さな歩幅で歩いていたそうです。

あるベテランの看護師さんが聞かせてくれた話によると、その人が若い頃、奇声を発したり暴れだしたりすることのある、騒々しい患者さんたちの病棟を担当したことがあったそうです。着任してすぐ、足枷をはめられたひとりの患者さんに出会ったといいます。その患者さんはもう十八年も前からそうなっているという話でした。その話が本当かどうかはわかりませんが、少なくともその時点でもう一年前後はその状態だったらしいのです。どうして足枷をはめられているのか、事情を知っている人物はもう誰も病院に残っていなくて、また誰もあえてそれを外そうとはしませんでした。「こういうことになっているからには、何かそれなりの理由があるに違いない、いや、絶対にそうだ！」と、みんな考えていました。

そこでその看護師さんは、あらゆる反対を押し切り、上司の言うことも聞かないで、足枷を外したのだそうです。不安がなかったわけではないようですが……。その後も二十年ほど、その患者さんは病院で元気に暮らしていました。でも、そのあいだずっと、最大でもぴったり二十五センチの歩幅でしか歩けなかったそうです。その二十五センチというのは、じつは革ひもの長さであり、患者さんが足を動かすのを許されていた長さでした。つまり、足枷をはめられていたのは患者さんの精神のほうだったのです。

その看護師さんは、結局のところ本当の意味で患者さんを自由にしてあげることはできませんでした。それでもその器具は――医師たちが「いつかまた必要になるのでは」と思ったらしく――捨てられずに戸棚の奥にとっておかれたそうです。これはもしかしたら歴史に残ることなのかもしれません。西ヨーロッパ世界の暗黒の歴史的遺物であるこういった品々は、たぶん人びとの記憶にとどめておかれるべきなのでしょう。いつの日かどこかの変わった博物館から、ぜひぜひうちに寄贈してほしいと言われる可能性だって、ゼロではないのです。

むかしの精神病院では看守役の医師たちも、患者さんたちと同じ大部屋に一緒に寝泊まりしていたといいます。もちろん部屋は性別ごとで分けられて、男性は北側、女性は南側のブロックにかためられていました。暴れだす危険のある患者さんたちは建物の中央付近に集められ、性別によってさらに北と南の二つに分けられるのです。「よい患者さん」というものも存在しました。協力的でよく働く人、もうよぼよぼの人、認知症の人、要するに、あまり手のかからない患者さんたちが「よい患者さん」でした。それから、裕福な患者さんのためのプライベートな区画も病院内に用意されていたりしました。

一九三七年の制度改革で、ほとんど見張り役だった十九世紀以来の古いタイプの精神医《アリエニスト》は、

「精神科の医者《プスィキアートル》」へと昇格したわけですが、でもやっていることは相変わらず、患者さんたちの名簿をつくり、病気の種類ごとに分けてリストに載せるといったことでした。分類表だなんて、ちょっと古めかしすぎる気もしますけど……。患者さんの扱いもそのようなもので、精神病院がまるで蝶の標本をかざったギャラリーみたいになってしまっていました。ちなみに、「分類する」という仕事が、他に何もやることがないときには、いい暇つぶしになるというのは事実らしいのですが。

それから時間もたって一九七〇年代に突入した現在では、もちろん精神病患者はもう恐ろしいモンスターのような存在ではなくなっています。錯乱して暴れだすこともありません。ありもしない幻覚にさいなまれたり、怒り狂ったり、不安におののいたり、叫び声を上げたり、そうしたことはほぼなくなったし、仮にあったとしても一過性のものになりました。

でも、古い時代の「狂気」はそうではなかったのです。それは灰色の風景みたいに、永遠に変わらない何かでした。狂気はくりかえされました。患者さんたちは口ごもり、脈絡のない話をし、同じことを何度も言うのです。狂気は精彩を欠いた、灰色の景色でありつづけていました。そして患者さんたちは、時の止まった精神病院と同じように、永遠の命をもっているのでした。なぜならみんな頭の中で、みずからを神と信じていたのですから。

現代的な精神病院――たとえばこのレゼダ精神病院を訪れた人は、門をくぐったところでまず面食らうことになるでしょう。兵舎と病院がまざったような、奇妙なにおいが鼻をつくからです。動物の尿や汗のような、でも同時に消毒液とエーテルの香りもします。

なかに入って壁に並んでいるものを見れば、歴代の院長の足跡がうかがわれると思います。ここには山をかたどった色付き石版画がありますが、これは登山が趣味だったある看護師の、最高の思い出の品でした。そのとなり、ややひびの入った合わせガラスの額縁には、何本かドライフラワーが飾られています。何年か前のサマーキャンプで、田舎のほうで作業療法をおこなったときに拾い集めてきたものでした。

もちろん患者さんたちの作品もあります。いちばん多いのはチューリップやマーガレットの花束で、もみの木の花をあしらったものもあります。そしてときどきは、風景や建物を描いた絵画もあって——いつも感動的なほどぱっとしないんですけどね。ゴッホのような作品はなかなか生まれないものです。たとえばある作品は、枠線のバランスが悪くて、縦の線はまっすぐ垂直になっていません。ぜんぶ少し「左に」傾いています。ある患者さんもそうなのです。この絵の作者なのですが、廊下を歩くときは一歩前に進むたびに体の角度を修正して、注意深く、慎重に、自分の水平面をまっすぐに保とうとしているのです。しかも、目立たぬようにこっそり壁に鉛筆で書いておいた目印を頼りにしながら歩いているのです。それはよいとしても、この絵に関しては、どうやら何かの呪いがかかっていたのかもしれません。飾ってから十五分ほどたったところで、額縁が突然カタッと「左に」傾いたからです。たぶん、左右対称になっているものが嫌いな、いたずらっ子の妖精さんの仕業だったのでしょう。

病院の壁は漆喰《しっくい》で装飾され、現代のこぎれいな建物にありがちな、いかにも病院らしいパステルカラーになっています。でも電気コンセントのある場所から石膏の破片がぼろぼろ落ちてきて、暖房器具を変えたこともありました。間仕切りの壁は、高さ二メートル二〇センチのところまでは、いたって奇麗です。これは男性看護師が腕を伸ばしたときに届く平均的な高さで、そこから上は黒っぽくなっていますが、規約では掃除してよいのは人の手の届くところまでと決まっているのです。椅子や脚立《きゃたつ》に上ると、「職務遂行上の事故」を引き起こすリスクが生じるためなんだそうです。もちろん見た目はあまりよろしくないですけど、それほど汚れているわけでもないかなと。

どのみちわたしたちは、こうした状況とはうまくつきあっていく必要がありました。行政側がきっちりお決めになったスケジュール上では、次に工事があるのは七年後なのです。いきなりまた石油ショックに見舞われて工事が延びるとか、国会で社会保障の欠陥について徹底討論が始まって工事が早く来るなんてことがあれば話は別なんですけどね。

さて、レゼダ精神病院における医療チームは、その性質上、男性のみで構成されていました。男女を混ぜるようなことは、治療する側においても治療される側においてもおこなわれませんでした。だからこそ若いインターン研修生たちは——ここは率直に言っておくべき箇所だと思うのですが——国家試験に見事合格できたりするのです。わたし自身も一年目はそうやって過ごしました。そうして、時間と空間を超越したこの世界で、わたしは男女協働の最初の突破口をこじ開けることになったのです。どうか信じていただきたいのですが、突破口を開くのにはとんでもなく苦労したのです。

じめじめした風にやる気をそがれるような日には、古くからいる看護師たちは、まだ肌がつやつやしている若い医師たちをつかまえて、むかし話を聞かせ、震えあがるのをみて楽しんでいたりすることもあります。古い古い時代、まだ患者さんたちがけっしておとなしくなかった頃の話です。病棟全体に叫び声がこだまし、色情魔、殺人鬼、露出魔など、あらゆるジャンルの患者さんで満たされていた時代。あるいは患者さんたちがストーブのまわりをえんえん回っているのを、医者が朝から晩まで見張っていたりする、そういう時代でした。

それはまた、ある意味ではのどかで美しい時代でもありました。「よい患者さん」たちは、敷地内の農園で働いたり、医者や院長先生からたのまれて、銀製品を磨いたり、庭を掃いたり、子どもたちの遊び相手になったりしていたそうです。それが治療上もよかったのです。

ある妄想性《パラフレニー》の患者さんは人生の三十年以上を、勝手口の扉を開けることに費やしていました。病棟に番人が控えていたことになります。階段の一段目に座っていて、誰かが通りかかるたびにすっくと立ち上がるのです。そうして日に二十回も三十回も、うやうやしく扉を開けるのですが、どんな人物が扉をくぐるかによって開け方が微妙に違っていたりするんだそうです。

ちなみに、こうやって何か仕事をしてくれる患者さんには、いくらか謝礼が支払われます。この法律がどういう事情でつくられたかはわかりませんが、よくよく熟考してのことでしょう、その限度額は一日あたり郵便切手二枚までと定められていたそうです。法律は法律であって、文句が出ることもなかったみたいです。それに、働いてくれる患者さんたちには、月に一度の支給品を受け取る権利がありました。上等ではないけれどそれほど悪くない刻みたばことか、紙巻きの「ゴロワーズ・カポラル」たばことといったものです。このあたりは当時の軍隊とだいたい一緒です。たとえば赤ぶどう酒の大瓶一リットルは、第一次世界大戦を戦った古強者《ふるつわもの》の患者さんのみが受け取れたのだそうです。

そうした患者さんは、食事会のテーブルに招かれることもあったようです。監督者、院長、医師といった面々が集まって食事会が開かれたら、時には県知事や市長、検事といった人びとが加わることもありましたが、そこに患者さんをひとり連れていくのです。たいていは躁状態の人が好まれました。何かくだけた話をしてくれないかと頼んだり、酒盛りの歌を歌ってもらったりして、そうしてしばしのあいだ、重くなりがちな場の雰囲気をやわらげるのです。

実際こうした「よい患者さん」たちは、いまの病院でもとても幸せそうにしています。その証拠に、病院の出口を開けっ放しにしておいても、ほとんど誰も出ていこうとはしないのですから……。いつか国会で法案が通って、戦争で体が不自由になった人びとをすべて引き取るような保養施設を国がつくらないかぎり、おそらくずっと病院にとどまりつづけるのでしょう。

病院の外では、あまりに大きな不安と空腹が待っているのです。おまけにここ南フランスでは、さきほど言った「狂気の風」だって吹き荒れています……。

一九七三年のレゼダ病院に戻りましょう。アルベールという患者が「反転した」のは、南風の強い日だったといいます。本当にひどい嵐でした……。アルベールは病院の支柱のような存在です。もう二十年以上入院していて、年は五十をだいぶ過ぎているのですが、前の戦役で勲章まで受けた、がっちりして背の高い大男です。まさに地獄から帰ってきた人でした。いつでも飛んできて、おじいちゃん患者たちのちょっとした世話をしてくれたりします。町におつかいに出たり、郵便や診断書を届けてくれたりもしました。それから格別の特権として、あまった薬剤を返却するために薬局に行ってもらうことさえありました。当時、運んでもらってもよかったのは、本当は患者関連の書類のみなのですが、そのあたりは業務上の秘密だったということでご理解いただきたいと思います。

大むかしの話ですが、ある日病院に帰ってきたアルベールは、ひどいけんかでもしたのか、それともお酒でも飲んできたのか、そのあたりはよくわからないのですが、ともかく急に達観した哲学者のようになったらしいのです。気分は安定して、静かな微笑を浮かべ、穏やかで思いやりのある人物になったようです。アルベール自身も病院の思い出話をするのが好きでしたが、アルベールに関する記録の最初の数ページはもう読めなくなっています。それは警察で書かれた報告書の部分で、羽根ペンと紫インクで苦労して清書されたページは、もうすっかり色あせてしまっていました。

アルベールがおとなしくなってから、もう十五年以上が経過しているのです。ただ何人かの古顔の看護師だけが、そのすさまじい興奮発作の様子について、わずかばかり記憶にとどめておりました。

もうむかしのことだけどね……くわしいことは忘れたが……いまでは信じられないかもしれないけど……。アルベールの過去に関する語りにはつねに、過ぎ去った遠いむかしの物語という響きがつきまとっていました。

患者さんの誰かが暴れだすと、アルベールは飛び起きてその火元に駆けつけて、どうしました、何か嫌なことでもありましたか、わたしにできることがあれば何でも言ってくださいと、穏やかに優しく語りかけるのです。たいていの者は、アルベールの巨軀《きょく》を一目見ただけで――その筋肉は数百キロのバーベルを軽々と持ち上げられそうでした――あらゆる攻撃性を失ったものです。

また、ある研修医が会計の計算をしていたところ、アルベールが外出する月曜日だけ、鎮痛剤の消費量がふだんの約二、三倍に跳ね上がっていることがわかったことがあったそうです。でもその報告を受けた院長は、「興味深いが公表するわけにいかないねえ」と言いながら、読んでいた新聞の死亡告知欄に再び目を落としたりするのです。ちなみに新聞というのは、当時は無事退院した患者さん（ごく稀にいました）がその後どうなったかを知るための、もっとも優れた方法だったりしました。

そのようなわけで、アルベールはもの静かな人だったのです。

いつもどおり平凡な曇りの日のこと、アルベールが診察を受けにわたしを訪ねてきました。それが日課になっていたのです。

「先生、わたしはもう三年も、一日に一滴しか《ラルガルドル》を飲んでませんよ。ええ、ええ、本当です。日に一回、一滴だけです。外に出ているときは飲むのを忘れるくらいです。ほら、このあいだのサマーキャンプで、二週間ぜんぜん何も飲んでなかったじゃないですか。それでも別段何ともなかったのは先生もご存知です！　逆にすごく元気でしたよ。この治療法はどうしても必要なものだとお考えですか。わたしもけっこう長いこと、ずっと調子がいいですし……」

アルベールは高圧的ではなかったし、しつこく迫るようなこともありませんでした。いつもどおり静かに笑って、わたしの前に座っていました。その背筋も話の理屈もぴんとまっすぐ通っています。わたしには、その要求を却下するいかなる科学的根拠も見当たりませんでした。一日に一滴。これは効果があると公式に認められている投与量からはほど遠く、むしろプラシーボ効果に近いものでした。でもそれで治療者側にも、自分は治療者であって、アルベールに何かしらのことをしてあげているのだという意識がもたらされるのです。病院での自分のあり方を正当化してくれる方法のひとつでした。

わたしには本当に、この何でもない要求をはねつける理由が見つからなかったのです。処方せんに「《ラルガルドル》、完全に停止」と書き込んだときにも、とくに胸騒ぎを覚えたりしませんでした。むしろ満ち足りた気分でした。だってこれは、精神疾患が時間とともに治っていくことの証拠じゃないですか。少々の説得や親切なお小言でもって、そして大いなる粘り強さでもって、ついに妄想のすべての症状をすっかり消し去ることができたのです。あとはもうアルベールを説得して、退院を受け入れてもらうだけでした。病院から外に出て、本当の世界に戻るのです。

しかし、わたしたちには時間がありました……ありすぎたと言ってもいいです。

それから半年ほど過ぎても、状況は何も変わっていませんでした。わたしたちの病棟は惰性と甘えのなかで時を過ごしていました。その年のサマーキャンプはアルプスのオワザンというところで催されて、もちろんアルベールも参加しました。熱心に働いて、面倒な仕事をいくつも引き受けてくれていました。のんびりした田舎でのテント暮らし、でもある日、そんなのどかな空気を破る出来事が起こりました。アルベールがジャンジャンを殴ったのです。ジャンジャンは軽度の知的障害者で、ふだんから他の人をからかってばかりいましたが、そのときはまわりがいらいらするくらい、いたずらがひどくなってきていたのです。

看護師たちは表向きにはこの振る舞いをとがめて、アルベールに（やんわりと）注意し、キャンプの生活は平常に戻りました――ジャンジャンのいたずらが続き、誰も注意しなかった点をのぞけばですが。後日、病院に戻ってからアルベールに会ったとき、少しやせたかなと思いました。おそらく大自然での暮らしの影響でしょう。それから、アルベールの目には時おり、ほんの一瞬だけ、わたしがそれまで見たことのないような光が宿ることがありました。たぶんわたしの思い過ごしだとは思うのですが。

キャンプから帰ってきて何日かたったある日、ある高齢の患者さんが階段からすべり落ち、大腿骨頸部《だいたいこつけいぶ》を骨折するという事故がありました。それは老年性の認知症患者で、何があったのか自分で説明することができません。唯一の目撃者がアルベールで、転落事故の様子をぼそぼそと話していました。でも救急車が出ていくときには、もう誰もその話を聞いていなくて、あるいは聞きたくなかったのかもしれませんが、でもそのときアルベールは、ひとりうっすらと微笑を浮かべていたのです。

「これで、ひとり」

それから一週間後、ジャンジャンがいつもどおり朝食の席にあらわれたのですが、片方の目のまわりに黒いあざができているのです。まともに事情を説明できる状態にはなくて、ただただ恐怖におびえているようでした。食堂のすみっこで体育座りをして、誰かが近づく素振りをみせるたびにびくっびくっと体を縮めているのです。いったいどうしたのだろうとわたしは思いました。

その次は、メニエおじいさんの番でした。もともと農家の患者さんで、病院の土地をあずけてささやかな菜園に変えてもらった人物なのです。その週の日曜、メニエおじいさんは市場《いちば》に野菜を売りに出かけ、酔っぱらって帰ってきました。おじいさんが足を引きずっていることにわたしは気づいたのですが、そのわけを言おうとしないのです。何となく階段からの転落事故のことを思い出しました。診察してみると案の定、内出血のあざがあって――病院全体に、疑念に満ちた重苦しい空気がただよいはじめました。

突風の吹きつける、ある月曜の朝のことです。出勤してきたわたしは、なかから聞こえるサイレンのような音を耳にして、「しまった」と思いました。長く尾を引くその叫びは、人間のそれというよりは動物のうなり声に近かったと思います。鳥肌が立ちました。こうした太古の時代の騒音というものは、神経を逆なでし、人を戦慄させるものです。

最初にその音を聞いてからたっぷり五分以上はたっていたと思うのですが、そのあいだわたしは入口の戸の鍵を探して、必死でかばんのなかをひっかき回していました。そのあいだ、奇妙なことにその音は、他の騒音と混ざり合って、どこか遠くのほうで鳴り響いているように思われるのでした。説明が難しいのですが、音波がわたしのニューロンを経由して最終的に意識に到達するのに、いくばくかの時間が必要だったのです。

やがてわたしのぼうっとした頭にも、ようやく鍵が見つからない理由が飲み込めてきました。ほぼ毎週、わたしは土日のあいだに持ち物をハンドバッグに移したりします。だから月曜の朝にはこれまでにも一度ならず、鍵を忘れてくることがあったのです。おっちょこちょいはいつまでも治りません。恥を忍んで呼び鈴を鳴らし、人を呼びました。そうしてようやく病院に入ることができたのですが、もっとわたしを驚かせたのは、ぷっつりと止んだ音の正体、そして看護師の告げたことでした。

「アルベールです、アルベールがあばれて、いま独居房《どっきょぼう》に」

とるものもとりあえず、わたしも飛んでいきました。扉の前には人だかりができており、姿が見えたのはわたしの上司である主任医師と、病院スタッフが二人、あとはわたしの知らない人ばかりでした。

「応援を頼んだんです、腕っぷしの強い連中に。こういうことはよくあるので、どこの病院にでもすぐ駆けつけてくれるんです」

事実、その連中はあまり穏便なほうではなさそうでした。ある者は鼻から血を流して頭を後ろに傾け、ガーゼの詰め物が左右の鼻からのぞいていました。またある者は着衣の乱れを直しているところでしたが、シャツのボタンがひとつなくなっていたことを、どうしてそうなったかはともかく、わたしはここでとりあえず事実のみ記述しておきます。

「なんてやつだ、まだ完全には治ってなかったみたいですね」

その部屋は鉛色をしていました。入口となる手前の小部屋の壁には三つのボタンがあり、外からシャッターを開閉したり、トイレの水を流したり、薄暗い灯りをともしたりできるようになっていました。床はうす汚れた白いタイル張りで、奥の方に少し染みのあるトルコ式のトイレと、ひびの入った洗面台が見えます。部屋の中央には、ねじで床に固定された金属製のパイプベッドがあり、アルベールはゴム製マットレスの上に裸でしばりつけられて、のたうち回っていました。その手足には革ひもが巻き付けられ、ひもはさらにベッドの足につながれていました。

わたしは床に転がっていたシーツを拾い上げると、アルベールの下半身にそっとかぶせました。するとアルベールは、けたたましい笑い声をたて、ひわいな言葉をぶちまけるように並べ立てました。わたしが思わず跳びすさると、雑言はいっそう激しくなりました。ショックでした。理性で話をするのは不可能でした。ひどい悪臭がしていました。

糞尿のためだけではありません。それは――狂気のにおいでした。乱暴で、とげとげしくて、野獣のようで、あまりにもリアルなにおい。他所ではけっして感じたことのないにおい。妄想、憎悪、そして迫害への不安が、物質に転じて生じたにおい。それは純粋であらあらしい狂気、筆舌に尽くしがたく、また実際に手で触れることのできる狂気でした。突如、大きな手で肩を叩かれてわたしは身震いしました。

「パトリシア、君は外に出ていなさい。そのうち注射が効いてくる」

気がつくとわたしは部屋の外にいて、去っていく主任の背中が見えました。廊下の先で、何人かの患者さんたちがひそひそと話をしています。わたしは小部屋の二つの扉に鍵をかけ、その場を離れました。

「――院長先生がお待ちです」

呼ばれて部屋に入ると、院長室には重苦しい沈黙が垂れこめていました。主任、助手さん、監督長、四人の看護師長、ケースワーカーさんがいて、じっとわたしを見ています。居心地の悪い静けさでした。

「説明してもらえるかね、マドモワゼル。いったい何の資格があって、そしてどういった理由で、アルベール・Pさんの《ラルガルドル》を止めたのかね。しかも、わたしに無断で」

顔から火が出る思いでした。わたしの顔はボタンやヒナゲシよりも真っ赤になっていたと思います。看護師たちは黙ってわたしを見つめ、ケースワーカーさんはよろこびを隠せないといった様子でした。わたしが女のくせにやがて精神科医となり、いつか院長や自分の上司になる可能性すらあるということに、我慢がならなかったのです。じつはこの女性こそが病院の影の黒幕であり、院長の控えめならざる後見人なのでした。いかなる退院も部局異動も――要するにどんな決定も――このケースワーカーさんを通さずになされることはなかったのです。

主任が長期休暇でいなくなっているあいだは、うちの病棟のボスはこの人になります。インターンの研修医たちはその巻き髪に忠誠を誓い、毎朝「新聞」を提出しなくてはなりませんでした。こういう航海日誌みたいなものは、まともな病院であればふだんからやっているものであって、みんなにその日起こったことをすっかり知らせる役目があるのよ、もちろん全部は無理だけど――影のボスはそう言ってわたしたちをこき使っていました。

黙っていたところで、尋問台に乗せられているのはわたしでした。答弁はしようとしてみたけれど、うまく言葉にならなくて、みじめに口ごもることしかできませんでした。幸運にもそのとき、「そういえば主任……」と看護師長のひとりが助け舟を出してくれました。「あのことはわたしも個人的に知らされていました。あのときはですね……」。主任はその話をさえぎって言いました。「いや、過去のことはもう仕方ないんだよ。大事なのはこれからのことだ。今後はね、マドモワゼル、研修中だという自覚をもって、こういった勝手なことはもう二度としないよう、気をつけるのですよ」。それで閉廷となり、わたしたちは追い出されました。主任とケースワーカーさんの二人だけは、主任室に残っていました。

離れた場所でもかすかに届くアルベールの叫び声は、それからも二カ月ほどわたしたちにつきまとうことになりました。その日々は、終わりがないように思われました。考えごとをしていても、何か仕事をしていても、止まない声に気をとられてしまうのです。夜のわずかな時間を除いて、アルベールはほとんど遮られることなく、六十日のあいだどなりつづけました。痛み止めを大量に投与し、電気ショックも何度かやって、拘束器具もいろいろ変えました。優しくしたり、説得したり、おどしたりしました。

それでもアルベールは叫びつづけたのです。入浴時には四人の看護師が必要でした。一度などは自分で革ひもを解き、赤子を持ち上げるようにそっと洗面台をつかむと、壁から引きはがして頭上に振り上げたこともありました。引きちぎられた水道管からおびただしい水が噴き出したまま、アルベールは閉鎖された独居房のなかで、床に固定されたベッドにしばりつけられてずっとうなっていました。

アルベールは病人用便器をことあるごとにひっくり返し、まるでシーツを汚すのを面白がっているようです。それでもほんのときどき、夜の小康状態が訪れることがあって、そんなときアルベールはさめざめと泣きながら、自分のなかにいる何者かを抑えられないと語るのでした。そいつがみんなを殺そうとしている、わたしはみんなのことが大好きなのに、そいつはわたしより力が強いのだと。そうしてアルベールはわたしたちに、自分のなかで暴れているこいつを追い払ってくれ、どうか見捨てないでくれと、懇願するのでした。

主任が一度拘束を解いたことがあったのですが、そのときアルベールは主任の首をしめて、あやうく絞殺する寸前までいきました。地位の高い先生だったからこそ、アルベールもぎりぎりのところで踏みとどまったのかもしれません。

——しばらくの後、アルベールは独居房から出されることになったのですが、わたしたちはみんな、これは何か重大な決断がなされたのだと感じていました。どうやら強制施療院への転院が決まったらしいのです。入ったら二度と出られない場所であることは、誰もが知っていました。フランス国内には四カ所だけ、たけり狂う患者、殺人衝動を抱えた人、精神病質《サイコパス》、あらゆる種類の重度の性倒錯患者など、通常の病院ではついに手に負えなくなった人びとを、専門的に受け入れている病院施設があります。

当時、精神病院のなかでも恐ろしく高い安全性を保証するそうした場所は、本当に謎につつまれていました。それにインターンの研修期間のあいだ、あまり多く話題にのぼるような場所でもありませんでした。でもそれは、通常の精神医学のかかえている欠陥部分が具現化したものなのです。学生運動と一九六八年五月革命の失敗のせいで、つまりマルクス主義も環境保護主義も精神分析も、こういった誰の手にも負えないような患者さんの存在をあまり想定していなかったがゆえに、こうした強制保護施設は必要となったのです。

だからこれは、ある意味ではわたしたちの失敗とも言えます。

手続きはまだ二週間ほどかかったのですが、これは記録的な速さだと思います。アルベールはこうして、ザールゲミーヌ施療院に移ることになりました。ついに転院の日取りが決まり、レゼダ精神病院は深い静けさの霧につつまれました。その日アルベールは口を閉ざしていました。まるで転院のことを知っていたかのように。アルベールはわかっていたのです。わたしたちはそれでも何も言いませんでした。そしてこの沈黙が、何よりもつらかったのです。

患者さんたちは身じろぎもせず、通奏低音のようにつづくアルベールの低いうなり声に耐えていましたが、やがてひとりふたりと、神経が高ぶってきたような動作を見せはじめました。作業療法のグループのあたりからは、ひそひそ話が聞こえてきます。作業療法の一環として患者さんたちが作っていた、マジョレフ社のミニカーシリーズの生産量は、近頃めっきり低下していました。食堂のほうでは、もみ合いのけんかが起こっているようでした。このところ神経弛緩薬が使われる機会も増えています。

救急車が到着したとき、見送りに出ていたのは三人だけでした。拘束衣を着せられたアルベールは、移送要員の二人の看護師に、両脇をがっちり固められています。アルベールが口を開きました。このレゼダの哲人は、以前のようにすっかり穏やかで落ちついた声で、わたしに丁寧に別れを告げました。ここにはもう、生きて戻ってくることはないでしょうからねと。そうしてアルベールは数々の非礼を詫び、許しを請いました。わたしたちはそれでも、そいつがまだアルベールのなかにいて、本人もそのことをわかっていると考えざるをえませんでした。そいつは破壊されなくてはならないのです。そのとき、アルベールの目には涙が浮かんでいたと思います。はっきりとはわかりません。わたしのほうも視界がぼやけて、もう何もまともに見えなくなってしまっていたのですから。

救急車は、ゆっくりと遠ざかっていきました。

レゼダ精神病院はこうして、まどろむような日常に戻っていきました。ただしアルベールはもういないのです。食堂でアルベールが座っていた場所はしばらく空席でしたが、やがて新しい患者さんがやってきました。統合失調症の若い患者さんで、長くつらい闘病生活のあと、この病院に入院してきた人でした。その患者さんが何も知らずにアルベールの席に座っていると、十五秒後にはジャンジャンに椅子ごとひっくり返されました。理由について、とくに説明されることもありませんでしたが、それからというもの、なんとなくアルベールの席には誰も座らず、帰ってくるまで空けておくことになりました。

――そうして、四カ月の時が流れました。

ある昼下がりのことです。病院はあいかわらず何の変哲もない日々にまどろんでいました。作業療法士のアルフレッドは、作ったミニカーの列が組立てラインから脱線しているのを見て、なんとなく違和感を覚えました。ふと目を上げて、ガラス越しに廊下のほうを見やって、でも次の瞬間アルフレッドはおやっと首をひねり、となりにいた同僚のリュシーヌに、微笑みながらこう話しかけるのでした。

「いや、ちょっとおかしいとは思うんだけどさ、いまそこの廊下をね、アルベールが通ったような気がしたんだ」

「それって朝の薬、飲み忘れたんじゃない？　ほら、またあなたの幻覚が始まったのよ！」

ややや古典的ですが素敵な冗談だったと思います。作業療法士たちはひとしきり笑うと、また作業に戻っていきました。でも、リュシーヌがもう一度ひじでつつかれたとき、アルフレッドはもう笑っていませんでした。

「今度は見た、たしかに見た。はっきり見たよ、廊下にいたのは、アルベールだ」

リュシーヌはまたきつい冗談で笑い飛ばしましたが、今度は目を伏せていました。じつはリュシーヌも見てしまったのです。アルベールが廊下を歩いているのを。そしてこちらに手で何か合図を送っているのを。それはアルベールが月曜の用事で外出するときに、いつもやっていた動作でした。そして次の瞬間、アルベールの姿はすうっと消えたのです。――リュシーヌはふだんから、こういうことは口に出さない主義でした。変わり者で、どこか夢見がちで、すこしぼんやりしているところもありました。だから、あとでリュシーヌが空を見上げながらこんなことを言っても、誰も、アルフレッドさえ、まともにとり合ってくれませんでした。

「アルベールは死んだのよ。だからアルベールの魂が、わたしたちにさよならを言いに、天国にのぼる前に会いにきてくれたのよ」

リュシーヌからは時おり、ややオカルトめいた発言が飛び出すことがありました。そのことはみんな知っていたのですが、今回ばかりは間が悪かったのです。

「じゃあさ、君のその幽霊をいま出して、僕らにも見せてくれない？――はーい、リュシーヌ、お化けさんだよー。でもどうせ出すんだったら、服のこともちょっとは考えてくれよ、鎖で巻かれてるじゃないか。冗談じゃないよう！」

病院中のみんながリュシーヌをからかいました。でもそれから四時間後に、ザールゲミーヌ施療院から一通の電報が届いたのです。文面はごく簡潔なものでした。「訃報《ふほう》、アルベール・P氏が本日十四時に亡くなりました。ご報告とともにお悔やみ申し上げます」

死因は、心筋梗塞《しんきんこうそく》だったそうです。

――いまわたしは、また別の病院にいます。今後、女性たちがこの世界に入ろうとするときには、わたしはひとつの指標になっていくのだろうと思います。そのことが少しだけ、いまのわたしの背中を押してくれているのです。

わたくしパトリック・ルモアンヌが思うに、精神科医は役に立つものです。
なぜならそれは、ヨーロッパでの精神病治療が
かつてどのようなものであったかについて思い起こさせ、
時には精神の変調を防いでくれるからです。

カルテ1

聖リチウムの奇蹟《きせき》

アンドレ神父が永遠の誓いを立てたのは、二十五歳のときです。高校時代より神学校に身を置き、その信仰は岩のように堅く、たしかで、澄み切っておりました。ベネディクト派の修道院に隠遁した後も、神父は自分の選んだ道をけっして後悔しませんでした。祈り《オーラ》と労働《ラボーラ》に生き、長く続く川の流れのように、静かな一生を過ごすはずだったのです。修道院は心静かな場所で、修道院長も素晴らしい方で——アンドレ神父はこれが自分の天職だと信じて疑いませんでした。修道院では、地域の修道士たちがつくった手工芸品を発送する仕事の責任者をまかされていました。そう、その暮らしは長く静かな川

の流れだったのです。

ところが……。

毎年春になると、アンドレ神父は常軌を逸したふるまいで、修道院を引っかきまわすのです。それはいつも同じような始まり方をしました。まずは多額の出費をして、商品を地球のすみずみへと送りつけます。中国へ、パプワへ、アメリカへ、「市場《マーケット》を拡大するのだ」と言って。その次に、あけすけな冗談を飛ばし、ミサのあいだ淫猥な歌をがなり立てるようになります。おどろくほどの量の食料とベネディクティン酒がアンドレ神父の胃の腑に消え、駄洒落を連発して止まず、話は次々飛躍して、さらには夜の修道院を徘徊するようになって……。

それが夏になると、すっかり元に戻るのです。

秋が訪れると、神父はロープを探しはじめます。首を吊るためです。アンドレ神父の母も大叔母もそうだったのです。どれをとっても死に値するような大罪を次々と告白して、ものも食べず、入浴もしなくなるのです。ぴくりとも動かなくなり、硬直したようになります。痛ましく、悲惨な状態でした。

修道院長に手を引かれ、僕のところに連れてこられたときには、神父は完全に意気消沈していました。診断は容易でした——双極性障害（古い病名では躁うつ病）です。治療法もはっきりしていて、リチウムを投与すればよかったのです。この場合、心理セラピーやカウンセリングはとくに必要ありませんでした。アンドレ神父の精神状態は、発作のとき以外は完全に正常だったからです。

病気の原因は、生物学的要因と遺伝学的要因の両方でしたが、これはたとえば糖尿病患者などもそうなのであって、それ以上の含みはありません。修道院の規律正しい生活がストレスになっていたようなことも、アンドレ神父の場合はまったくありませんでした。

神父がリチウムを飲むようになってから十二年がたちますが、そのあいだ何のトラブルも起きていません。これは治療がうまくいったモデルケースで、血中リチウム濃度も非常に安定しています。

ここ十二年、その修道院は毎日僕のために神に祈り続けてくれています。そのおかげで僕も災いをまぬがれているのかもしれません。

精神科医は何をしてきたのか？

2

「どうして精神科医なんてやってるの？」――という質問を投げかけられることがあります。その裏側には「やれやれ、よくもまあそんなとち狂った職業を選べたものだね」とか、「君はそこまで頭がおかしそうには見えないがなあ」といったメッセージが見え隠れしていたりします。それで、運悪くそういう恐ろしい質問をくらってしまったときにはだいたい、僕は何か冗談を言ってはぐらかすのです。いや、本当にはぐらかしになっているかどうかは不明なのですが、「どうしてって、金魚が好きだからさ！」と答えることにしています。そうしてしつこい相手が一瞬あぜんとしたところへ、話を続けるのです。

幼い頃の話です。両親はときどき小さな僕を連れて、スイスとの国境近く、アヌマッスの町で精神科のクリニックを経営している親友のところに遊びにいきました。大人たちはすぐおしゃべりに夢中になってしまって、そのあいだ僕は、待合室の大きな水槽の前であれこれ空想にふけりながら、ずいぶん長い時間を過ごしたものでした。

それは五歳の少年にとって、いままで見たなかでいちばん美しく、いちばん大きくて、いちばん幻想的なアクアリウムでした。液状の惑星は神秘的な光景からなり、群れをなす住人たちは、色あざやかな縞《しま》の模様をしていたり、斑点《はんてん》模様だったりします。惑星は、うごめく森におおわれたいくつかの丘で飾りつけられて、暗い口を開けた洞窟には、でこぼこした生き物や掃除屋の化け物、そしてあやしくゆらめく植物の群れが見えました。しかもそれらすべてが、完全なる調和をなして共存しているのです。重力の法則が働かない世界。僕はこの小宇宙にすっかりこころを奪われていました。そしてまた大人たちも、「こんなにずっとお利口さんにしてる子は初めて見たわ！」と驚嘆したものでした。

かわいそうな大人たちは、僕がめくるめく空想世界の王様であり、それどころかこのきらびやかな液状惑星の唯一神ですらあることに、感づきもしないのです。僕は、その若々しい熱意の支配下におさめられた世界のすべてをひとりで統治する、全能の神でした。それほどこのアクアリウムに夢中だったのです。

それで、そう、ここが大事なところなのですが、実際にはもちろん、この海中世界の創造主にして命令者、そして維持管理にお金を出している人物は、ここの精神科の先生なのであって、このクリニックのオーナーなのです。そうして僕の小さな頭のなかで、子どもっぽい関連づけがおこなわれて、あっさりひとつの結論がはじき出されたのでした。つまり、こんなに素敵な世界をわがものとしたければ、どうしても、この奇妙な職業につかないといけないのだな、と思ったのです。

そのようなわけで、僕はリヨンの街で精神科医になったのです。

医師免状を取得してすぐに、僕はアクアリウムをひとつ買いました。まあ、非常につつましやかなものでしたが。それまで数カ月使っていた金魚鉢に毛がはえた程度のものでした。だって、どうせなら情熱は最後までつらぬき通したほうがいいじゃないですか。

もちろんこれには職務上の必要性もありました。告白しておかねばなりませんが、思い上がりを承知で言えば、ことアクアリウム偏愛症にかけては、僕は最高の精神科医であると思うのです。どの種類の病気治療も得意だなんてことは、ありえないのですから！

さて、それから何年かたって気がついたのですが、こういったお魚系の話ではぐらかすことがあるのは、どうも僕だけではぜんぜんないみたいです。しかも精神科医仲間たちのなかには、似たような幻想《ファンタスム》を抱えている者が大勢いることがわかりました。何人かはユートピアをつくることを夢見ています。ラブレーの『ガルガンチュア物語』に出てくる「テレームの僧院」のような、時間と空間を超えた、どこか無法地帯《アウトロー》のような場所です。

そこでは患者さんたちは安全で、(弱い者に容赦なく襲いかかる)残酷な世界の現実に直面させられることはありません。それは気高い意味での保護施設《アサイラム》、つまり「安息の場所」です。守られた世界のなかで、患者さんたちは自分で約束事を決め、入ってくる者(入院)と出ていく者(外出許可)を管理し、生きる権利と死ぬ権利をほぼ手中にしています。ちょうど、かつて詩人リチョット・カヌードが描いた「別荘地の精神医」のようなイメージです。*1

カヌードは、ケアが必要なのは各患者さんではなく、施設や制度そのもののほうなのだと言います。それはどこか生き物のようなものであって、いわばミツバチの巣箱のようなもの、アリの巣のようなものだというのです(きっとアクアリウムもそうですよね!)。その保養所では、一人ひとりの個人はあまり重視されません。人びとはコミュニティを形成して、施設の所有者に大きな栄光をもたらすべく、全体の調和を乱さずになかよく暮らしていればよいということになっています。

カヌードのこの話では、誰かが喜びや苦しみを感じたとき、あるいは誰かが発作を起こしたときや、永遠の眠りについたときには、保養所の住人全員がそれを感じとるのだそうです。たとえ当人と一度もしゃべったことがなくても、あるいはその人のうわさを耳にしたことさえなくても、何か科学では解明できないような、個人を超えたコミュニケーションによって、そうなるのだそうです。この施設にたずさわっている人はみんな、大集団であれ少人数の集まりであれ、あらゆる人間の集団というものは情報を運ぶ乗り物なのだと理解しています。そしてその情報の伝達経路は、言葉だけとは限りません――テレパシーと言ったらわかりやすいかもしれませんね。

さて、カヌードのこの話に出てきているのは、コミュニティ自体が自然治癒力《ホメオスターシス》をもっているという発想なのですが、この考え方は、後に「制度的サイコセラピー」と呼ばれるものに受け継がれていきます。

「鎖からの解放」

ここで少し、精神医学の生い立ちについてお話しさせてください。かつて精神病院にいた患者さんたちは、足に鎖をはめられておりましたが、最初にこれを外したと言われているのはフィリップ・ピネルという人物です。この非常に意義深い行為は、近代精神医学の礎《いしずえ》となるものであって、ピネルはこのとき、みずからの「心理療法《モラルトリートメント》」(または「道徳療法」)の理論および実践について、すでに着想を得ていたようです。

話は一七九三年八月二十五日までさかのぼります。フランス革命の真っ只中ですが、医者だったピネルはこの日、議会(国民公会)から指名されて、パリのビセートル施療院に内科の医長――当時まだ「精神科」は存在しません――として赴任することになったわけです。

この保護施設では、当時の他の施設と同じように、精神疾患の患者さんたちは、囚人とか物乞いとか、性病患者とか売春婦とか、そういった人びととまったく同列に扱われておりました。フランスでは一六五六年にルイ十四世の勅令が出されて以来、こういう状態が続いていたのです。哲学者ミシェル・フーコーは、この一六五六年を「大監禁時代」の幕開けと呼んでいますけれど、いずれにせよそこにとらわれている人たちはみんな、下のほうの階のじめじめした長ぼそい部屋に、足に鎖をはめられて、枕を並べるようにして押し込められていたのです。空気も悪いし太陽の光も届かないような場所で、汚物と藁《わら》ぶとんのなかで、みじめに過ごしていたのでした。売春婦も犯罪者もみんな一緒の扱いで、つまるところ全員「何かあったら暴れだすかもしれない奴ら」と思われていたわけです。

このビセートル施療院で働いていたスタッフのひとりに、ジャン＝バティスト・ピュッサンという人がいました。*2 もともとは革なめし職人で、一七七一年にビセートル施療院に入院してくるんです。当時の言い方で「冷たい気質の患者」、これはつまり結核性の腺炎《せんえん》で首に炎症ができていたわけですが、その病気で入院してきて、それが幸運にも治るんですよ。当時は、元患者さんを病院がスタッフとして雇うことがよくあったのですが、ピュッサンの場合もそうで、最初はちょっとした小間使いとして、そして一七八四年からは患者さんたちの部屋の見張り役として、ビセートル施療院で働くことになりました。治療不可能だと思われていた患者さんたち（哲学者カントの言葉を借りれば「騒々しい狂気」）の部屋の見張りです。

ピュッサンはしまいには「主任看護人」兼下働きのスタッフを統括する「総看護長」になります。この人は一種の英雄《ヘラクレス》でした。温厚な巨人であり、冷静な観察者であり、暴れだす患者さんたちにだってまだ正気の部分がいくらか残っていると考えて、そこを積極的に評価しようとしたのです。ピュッサンは患者さんたちに思いやりをもって接し、人間として扱います。その態度はフィリップ・ピネル医長にも深い感銘を与えました。

じつはピュッサンが最初に、患者さんの足にはめられていた鎖を外すという象徴的行為をやってのけ、それがピネルに受け継がれたのです。ピネルはよくなった患者さんや治りかけの患者さんのなかから、引きつづきスタッフを採用していきました。これは現代ではちょっと考えにくいことですね。僕もうちの病院で、古くからいる患者さんを見習いの実習生やボランティアとして雇ってみてはどうでしょうか、と提案してみたことがあったのですが、いつもいっせいに反対されて失敗したものです。こうした偉大な先人たちの話を早く知っておればと、いまでは後悔しています。

いずれにせよピネル医長も、ピュッサンから大いに学ぶべきことがあると気づいてからは、上から目線で何か決めつけるような物言いは自重するようになったようです。ピネルは次のように書き残しています。

「患者のもとを頻繁に訪れるのは重要であり、それは毎日、ときには数時間に及ぶこともある。だがそのことによってわたしは、患者たちの常軌を逸した言動やはげしい怒号、突飛な行動などについてよく知ることができたのである。この点についてはまた、患者たちの以前の状態や妄想内容についてよく知っている人物と何度も話をした。……その人がわたしの診断について何か言ってきたときには、わたしは診断をやり直したり意見を修正したりするのに、やぶさかではなかった」

ここでもまた、僕はピネルに親近感をおぼえたりするのです。僕自身も、インターンの研修医や若い同僚の医師たちには、よくこんなことを言います。「診断が分かれることがあるよ、精神科医と看護師さんで。精神病だ、いや神経症だ、とかね。でもたいていいつも、看護師さんのほうが正しいんだよね」。たしかに、絶対にあちらが正しいとかそういうことは言えませんけれど、僕も長いキャリアのなかで苦い経験を何度も味わっているので、こういう実感があるのです。とくに最初のうちは、つまり駆け出しの若い頃というのは、どこか自信過剰気味だったりもしますので、僕もやらかしてしまったことがあるというか、看護師さんたちより自分のほうが、絶対に博識だと思い込んでいて、それで、医療関係者なら誰でも知っているような有名な学説を、さも得意げに披露してしまったこともありましたっけ。*3

ちなみにうちのスタッフに、ノエルという女性の看護師がいるんですけれど、この人はまあ、僕が出会ったなかでいちばん優しい火炎竜《ドラゴン》ですね。すごく的確なことをずけずけと言う人です。人前で僕をはげしく叱り飛ばしてですね、最後には毎回、「あなた方医者は、看護師っていう手足がなければ何もできないくせに」って言うんです（もちろん僕だって何か文句を言うことはありますが、この人ほど毒舌ではないです）。

看護師というこの「手足」は、実際に患者さんに触れる部分です。直接の身体的接触があるわけです。そしてこの身体と身体のぶつかりあいこそ、精神科医たちが知らない部分なのです。たとえば看護師が患者さんに注射を打つときに、注射針が皮膚をつらぬいて体内に入っていくわけですが、これは言ってみたらある種の不法侵入なんですよ。患者さんの身体を傷つける行為なので、どうしてもおびえの反応を引き起こすことがあります。患者さんはそのおびえを大なり小なり隠そうとするものですが、でも、熟練したプロの看護師は、そのわずかなサインを決して見逃さないのです。恥ずかしながら、ノエルの助言を聞き入れなかったときの僕は、毎回完全に失敗していると認めざるをえません。よかれと思ってやった治療法が裏目に出てしまうことが多いのです。

そろそろピュッサンとピネルの話に戻りましょう。精神の病《やまい》というパンドラの箱を初めてこじ開けたのは、こころ優しいこの二人でした。患者さんを鎖から解き放ち自由にするというその行為は、ヨーロッパ中をあぜんとさせたのです。フランス革命で成し遂げられたものごとのうち、もっとも意義深いのは、おそらく一七八九年八月二十六日の「人間と市民の権利の宣言」(人権宣言)でしょうけれど、ピネルたちの始めた心理療法《モラルトリートメント》もそれに引けを取らないものです。その本質は、これをやったら罰が下り、これをやったら褒美がもらえるといったふうに、ある種のアメとムチによって、患者さんにやってよいことと悪いこととの区別を教え込んでいくことだったように思います。そうして患者さんに「条件付け」をしていくのが、肝要な点だったと思うのです。

これは後に、パブロフやスキナーの条件反射実験および「行動主義心理学」へと、受け継がれていくことになりました。ちなみに、おとなりの国イギリスでは、ピネルと同じくらいの時期に、クエーカー教徒のウィリアム・テュークが、まったく新しいタイプの施設を発明しています。それはヨークの町の近郊につくられた「ヨーク療養所《リトリート》」という施設で、ここでは、人間の尊厳を大切にする、自己を律するといった、クエーカー教の教えにのっとった治療がおこなわれていました。これもピネルの心理療法《モラルトリートメント》と、かなり近いと思います。

それから少したって十九世紀初頭くらいのことになりますが、これからは人権の観点に照らして、患者さんを看守の暴力から守らなくてはならないという雰囲気が病院にも出てきました。そうして、患者さんたちを田舎に送りだして、田舎のおいしい空気を吸ってもらい、悪い病気をはこぶ瘴気《ミアスマ》の霧や、都会生活の刺激や喧噪から遠ざかってもらおうという試みが始められたのです。ある種の転地療法ですけれど、そこでは、農園で畑仕事などを手伝ってもらっているうちに、患者さんがゆっくりと精神状態を回復していくというモデルが、理想的なシナリオとして思い描かれました――現実にはなかなかうまくはいかなかったようですが。

でも、まだエコロジーという言葉のない時代に、こうした先駆的な試みがあったというのは驚くべきことであって、患者さんたちの生活環境も良い方向に改善されていったのではないかと思います。少なくともこの方法で良くなった患者さんもいましたし、もちろん逆に効果がなかったケースもありました。そうした患者さんにとっては、田舎と都会どちらで閉じ込められているかという、わずかな違いしかなかったのかもしれません。

いずれにせよこうした事情で、療養所のような施設は、都市部から割と離れた場所に建てられることが多くなっていきます[*4]。たいていは一〇〇ヘクタールを越えるような、だだっ広い敷地をもった施設です。そこでは働き者の「よい患者さん」たちが、牛や羊を追い、乳搾りをしてミルクやチーズをつくるとか、春には土地を耕して種をまき、秋には収穫した作物を納屋にたくわえるとか、そんなことまでやっていたりしたのです。

しかしながら、こうした手法が、精神医たちにある種の幻想を抱かせたのも事実です。「この精神病患者たちの小さな楽園において、自分は全能の統治者であり支配者なのだ、なにしろこの世界は自分の指ひとつで動くのだから……」といった思い上がりです。僕はいまだに覚えていることがあるのですが、まだ医学生だった頃、上司だった医者の先生が、手に持っていた鍵束を落っことすのです。わざとですよ。それで冷たく言い放つのです――「看護師くん、かき集めたまえ」って。

いやはや、ものごとには何でも表と裏があるようです。

ナチスドイツと安楽死

十九世紀の精神病治療施設で始まった、こうしたどこか病的な思い上がりは、二十世紀なかばのナチスドイツの時代において頂点に達することになります。ヒトラーは「生きるに値しない命《レーベンスウンヴェルテンレーベンス》」があると言い、「専門家の」精神科医たちに命じて、その選別をおこなわせたのです。そうして治療のむずかしい患者をガス室に送ったり、飢え死にさせたりする行為を、自己正当化しようとしたのでした。ナチス党員だったヘルマン・プファンミュラーのような何人かの医師は、まさにこのようにして、治る見込みのない子どもたちを何千人も死に追いやったのです。これは戦後のニュルンベルク裁判で、ナチスの象徴としてはげしい非難の対象となったことのひとつでもありました。*5

こうしてドイツでは、二十五万人の患者が命を奪われたといいます。フランスでも状況は似たようなもので、およそ四万五千人の患者が犠牲になったと言われています。ただ、このことに関する歴史的資料はほとんど残っておりません。ヒトラーは注意深く、自分の指示したことの証拠を残さないようにしていたのです。とくに、ドイツ国内の病院長たちとの会議の内容に関してはそうでした。見つかっている数少ない史料には、たとえば、フランスのヴィシー政府——フランス降伏後に成立したナチスの傀儡《かいらい》政権です——からグルノーブル近郊のサンロベール病院（後のサンテグレーヴ病院）に宛てて出された文書があります。その内容は、回復可能な患者とそうでない患者の選別をおこなえというものでした。「回復可能」というのは、この場合、半年以内に労働できる状態になるという意味で、文書には、そうでない者にはもう食事を与えないようにと書き添えてありました。[*6]

ここには明確に、「優生学」的な——劣った遺伝子を排除して優れた遺伝子だけを後世に残そうという——考え方があらわれていると言えるでしょう。こうした当時の史料のうちフランスで唯一活字のかたちで残っていて、しかも誰が書いたかはっきりしているものには、アンドレ・ルケ医師の有名な論文があります。[*7] ルケはヴィナティエ精神病院の医師で、この論文は正確に言えば弟子のレオン・ルヴェルディとの共著でしたが、どんなことが書いてあるかというと、「治る見込みのほとんどない慢性病患者の死亡率が上がるのは、強者が弱者を淘汰する自然選択の法則が真に働いているからである。このことは公衆衛生の改善を意味するのであって、われわれは素晴らしい時代を生きているのだ」とか、そんなことが書いてあるわけです。
　現代の僕らの目からすると、これはもちろんとんでもない考え方なのですけれど、ただ当時の時代背景というものを考え合わせてみると、たとえばノーベル生理学・医学賞を受賞したアレクシス・カレル博士のような著名人でも、こういった立場を擁護していたわけですし、当時は社会全体がこのような雰囲気に飲み込まれていたという点は、忘れずに押さえておくべきかと思います。
　たとえば、カレル博士はどんなことを考えていたのでしょうか。ここでその著書『人間――この未知なるもの』の中身を、ちょっとだけのぞいてみましょう。

「殺人犯、強盗犯、わが子の命を奪った者、貧しい者から略奪した者、公衆の信頼をひどく裏切った者、そうした者のために安楽死の施設があって然るべきだろう。毒ガスで楽に苦しまず死ぬことによって、人道的かつ経済的な処置が可能となる。犯罪を起こした精神病患者にも、同様の処置を適用してよいのではないだろうか」*8

　この記述には、精神の病を身体ごと破壊してしまおうという考え方、言い換えれば精神病患者を無き者にしてしまおうという考え方が垣間見られます。残念なことにこういった考え方はいつの時代にも、またどこの国であっても、ある程度はくりかえし出てきてしまうようです。

イエス・キリストと優生学

こうした優生学的な考え方は、ヨーロッパには非常に古くからあります。たとえば新約聖書に出てくる救世主イエス・キリストについて考えてみましょう。キリストが手をかざすと目の見えない患者が治ったという有名なエピソードがありますが、この意味でキリストはすぐれた眼科医だったと言えるかもしれませんね。でもその他にも、何かにとりつかれた人に悪霊払いをおこなったり悪魔を逃走させたりと、どこか精神科医のような仕事にも興味をおもちだったようです。ただそう考えると、現代の僕らが少々引っかかりをおぼえるような発言がときどきあったような気もします。たとえば、新約聖書のヨハネ福音書の十五章には、

「わたしはまことのぶどうの木であり、わたしの父は農夫です。わたしの枝で実を結ばないものはみな、父がそれを取り除き、実を結ぶものはみな、もっと多く実を結ぶために、刈り込みをなさいます」

という言葉がありますし、それからマルコ福音書の九章（四十三―四十七節）には、

「もし、あなたの手があなたのつまずきとなるなら、それを切り捨てなさい。片手でいのちに入るほうが、両手そろっていてゲヘナの消えぬ火のなかに落ち込むよりは、あなたにとってよいことです。もし、あなたの足があなたのつまずきとなるなら、それを切り捨てなさい。片足でいのちに入るほうが、両足そろっていてゲヘナに投げ入れられるよりは、あなたにとってよいことです。もし、あなたの目があなたのつまずきを引き起こすなら、それをえぐり出しなさい。片目で神の国に入るほうが、両目そろっていてゲヘナに投げ入れられるよりは、あなたにとってよいことです」

と書かれていたりします。要するにこれらの言葉は、一緒に暮らしているコミュニティの誰かが働けなかったりして、みんなの足を引っぱっていたとしたら、その人を排除してしまったほうがよいと言っているのです。さて、この教えに素直にしたがうとしたら、たとえば「こころの病をわずらった放蕩《ほうとう》息子のような存在は、もし村に帰ってきても即座に追い返すべきだ」ということになってしまうはずなのですが、その一方で、次のような有名な言葉もあります。今度はマタイ福音書の十八章（十二―十四）です。

「ある人に百匹の羊があり、そのなかの一匹が迷い出たとすれば、九十九匹を山に残しておいて、その迷い出ている羊を探しに出かけないであろうか。もしそれを見つけたなら、よく聞きなさい。迷わないでいる九十九匹のためよりも、むしろその一匹のためによろこぶであろう。そのように、これらの小さい者のひとりが滅びることは、天にいますあなたがたの父のみこころではない」

これは、先に見たような、足を引っぱる者を排除せよという考え方とは一見矛盾しているように見えますが、もしこの迷える羊が群れに戻ってきたら、神は実際よろこぶのでしょう。ただしですよ、ここにはひとつ条件があって、その羊は今後態度をあらためて、まじめにならないといけないわけです。そう考えないと先ほどの矛盾が解消されないというか、つじつまが合いませんからね。

そしてこのような考え方を出発点に、その次の段階として、「迷い出た羊とはすなわち、おかしな振る舞いをする異常者のことなのだ」という発想が出てくるためには、ほんの一歩を踏み出すだけで十分だったのです。残念ながらカトリック教会は、この一歩をしばしばあっさりと踏み越えてしまいました。中世以降、いわゆる悪魔憑きや異端者と見なされた人びとが、教会の異端審問によって数多く火あぶりにされたわけですし、またナチスドイツの時代に、時のローマ教皇ピウス十二世がユダヤ人迫害に対してはっきりと非難の態度を示さなかったことも、後に議論を巻き起こす火種になったのです。

精神病院と全体主義の誘惑

さて、ここまで読み進んでこられた読者のみなさんは、大きな水槽の前で五歳の少年が夢見ていたことと、むかしの精神科医が抱いていた幻想とのあいだに、いったい何か類似点があるのだろうかといぶかしんでいらっしゃるかもしれません。でもたしかに、その少年は、自分の空想世界を意のままに動かすことができるという、全能感にあふれていたわけですし、その一方でアクアリウムからは、病気になった魚が整然と取り除かれたりしていたわけです……。

精神病院では、一九五〇年代より前の時代だと、内科や精神科の医長に三十歳そこそこで任じられるなんてことも、けっこうありました。若くして精神科の医長に任命されて、ほとんど全権委任で最大八〇〇人くらいの患者をまかされ、どうしてよいかわからない状態になることもあったのです。こうしたかわいそうな「ご主人さま」たちの大部分は、そこがキャリアの終着駅になることが多かったようです。それ以上の昇進の見込みは薄く、しかもそんなに高い地位でもないという……。

こういう十九世紀的な古いタイプの精神医《アリエニスト》は、ほぼ三つの役目しか果たしていませんでした。患者の体の病気や心身の痛みの面倒をみること、患者の脱走を阻止すること、そしていちばん重要だったのは、そうしたことがあまりくりかえされないよう、何らかの手を打つことです。仕事内容というのは、精神科医を志す人びとにとっては本当に動機やモチベーションにかかわる部分なのですが、少なくとも電気ショックや神経弛緩薬（抗精神病薬）が登場する前の時代には、精神病を治療するための有効な手段のようなものは見つかっていなかったわけで、むかしは事実上この三つが精神科医の仕事だったのです。

いずれにせよ僕自身は、当時の話を聞かされるたびに背筋の凍る思いをしていました。

読者のみなさんは、僕が大げさなことを言っているように思われるかもしれませんし、まあたしかにそうなのかもしれません。時代は変わったのです。でも僕が精神科医としてずっとやってきたなかで、こうした独裁者的な医長や院長たちを大勢見てきたのは事実です。患者さんたちに無理に言うことを聞かせるようなときには、たいていは何か大義名分があったりするのですが、それでもやっぱり独裁者は独裁者なのです。

もちろん、精神病院はそういうファシスト的な人ばかりなのかといえばそうではありません。民主主義者もアナーキストも、共産主義者も進歩主義者も保守主義者もいます。精神病院の世界には、あらゆるタイプの人が集まっているのです。もっともこのあたりの事情は、どこの世界でも同じかもしれませんが……。さいわい僕は何人か、人間愛に満ちあふれた院長さんも知っています。患者さんたちを守るために全力で戦った人たちです。患者さんたちは、戦争中にはその生命をおびやかされ、平和なときにはその自由を奪われてきたのですから。*9

患者の自由という観点からすれば、精神科医というのは、数ある医療分野のなかでも、患者さんの（正式な）同意を得ずに治療をおこなう、唯一の医者なのではないでしょうか。それどころか、患者さんの意思に逆らった治療を施すことさえあるのです。たとえば蘇生術の専門医は、昏睡状態の人に、生き返らせてよいかどうかの許可をとったりはしませんよね。あるいは小児科医は病気の赤ちゃんの承諾をとらずに治療をおこなうわけですし、老年医学の専門家とアルツハイマーの患者さんのあいだにも同じような関係が成り立ちます。

でも、精神病の場合はこれらとやや事情が違っていまして、僕ら精神科医は、たとえ患者さんが嫌がっていても、治療をおこなわないといけないことがあるのです。このとき精神科医は、法的にはややグレーな状況に、そしてモラル的にはかなり厳しい立場に立たされることになります。何が本当に患者さんのためになるかについて、医者のほうが患者本人よりもくわしくて、しかも医者がつねに正しいなんてどうして言い切れるでしょうか。

少し補足しますと、たとえばですよ、もしも誰かが、裁判所から何か指示があったわけでもないのに、いきなり善良な一般市民の誰かをどこかに閉じ込めて、その自由を奪うようなことがあったとしたら、それはフランス法の精神にいちじるしく反することです。ですから、（強制入院などの手段をとって）精神病の患者さんを病院に閉じ込めるようなことも、本来はできないはずなのです。

世界の国々を見まわしてみると、多くの国々では、精神病院への入退院に関する決定権をもっているのは裁判所です。これはとくに英米などのアングロサクソン系の国に多いパターンですが、先進国であれ途上国であれ、精神病の患者さんを、本人の意思に逆らってまで強制的に入院させてよいかどうかといったことは、一般的には裁判所（司法権）が決めることになっているのです。フランスでは、この役目を担当するのは県知事、ひいては内務大臣（行政権）でして、じつはこの違いがとんでもなく大きいのです。これは要するに、フランスでは、法的な権利の正当性を貫くことよりも、社会の秩序を守ることのほうが重視されているということです。

フランスでは一八三八年六月三十日に成立した法律によって、精神病患者の人権保護が謳われたわけですけれども、事実上は、社会の平穏を乱す者は閉じ込めておこうといったような態度を、フランスは伝統的にとりつづけてきたわけでして、これは法的権利という観点からすると大きな変則ということになります。そういえば僕は最近、一九九〇年法の法改正を検討する政府の委員会に出席してきたのですが、そのときこの問題を閣僚にぶつけてみたのです。答弁に立った弁護士あがりの参事官が言うには、「先生、それはまったくおっしゃるとおりなんですが、そこは県知事が受け持つというのがわが国の伝統でして……。それに県知事を裁判官にすげ替えて入院や退院の指示をやらせるとなると、いろいろと予算もかかりますし、こういうご時勢ではなかなか……」ということで、やんわりと却下されてしまったのでした。

もうひとつの大きな問題は、強制的な入院（言わば監禁ですね）を解除してよいかどうか、つまり患者さんを退院させてよいかどうかという段階になったときに、それを決定して県知事に申請を出すのが、フランスではいまだに精神病院の院長の役目になっているということです。僕ら精神科医は、患者さんたちの生きる権利をおあずかりしています。だからこそ、こころの治療にあたるわけですが、それに加えて患者さんの自由に関する権利まであずかるとなると、これは正直かなり荷が重いのです。僕もいままで、患者さんが（退院したいがために）よくなったふりをするといったケースを数多く見てきました。司法の観点から見れば、これは患者さんの自由意志が働くようになってきた兆候に違いないということになります。ところが医療の観点からすると、こういった振る舞いは、治療の考え方そのものに反していることになるのです。精神科医と患者さんの関係性というのは、キリスト教の神父たちと、みずからの罪を告解する門弟たちとの関係性にどこか似ているのかもしれません。

幸いなことに最近では行政側も、この根の深い問題にだんだん理解を示すようになってきました。法律もちょっとずつ変えていこうという動きが出てきていまして、退院の決定は精神科医ひとりでおこなうのではなく、院長の他にも、その患者さんにかかわっていない別の精神科医、あるいは少なくとも看護師（または看護チーム）の同意が必要であるという方向に法改正しようと動きはじめているところです。

とはいえこのように、精神病院の患者さんたちや治療者たちは、法的権利が守られているかどうかがかなりグレーな立ち位置にどうしても立たされてしまうことがあります。いったいどうしてこんなことになったのでしょうか。ナチスドイツは、ユダヤ人たちに目印として（あの忌まわしい）黄色い星型ブローチなどを着用するよう強制していましたが、それでも精神病院の患者たちは例外的に着用を義務づけられませんでした。ひょっとしたらナチスの狂った妄想では、ユダヤ人であることよりも精神疾患であることのほうがさらに劣等だとされていたのかもしれません。

精神病研究の巨匠たち

さて、もし僕があのままずっと魚たちの世界の唯一神を気どっていたら、自分が群れのなかの羊のような小さな存在にすぎないことに、いつまでたっても気がつかなかったかもしれません。*10 でも、ある人が僕の天職について気づかせてくれたのです。僕の職業観に大きな影響を与えた人でもあります。これからお話しするのは、ポール・バルヴェ先生のことです。もっとも僕が先生を知ったのは先生が引退した後でしたが。

精神科医という職業は、第一に患者さんに同情を寄せるところから出発します。ただしそれ以外にも、ちょっと斜《しゃ》にかまえてものごとを眺めてみたり、何かに異議を唱えてみたり、人を不愉快にしてひんしゅくを買ったり、そういうのも精神科医の仕事なのだということを、僕はバルヴェ先生のおかげで理解できたのでした。精神科医は、ちくちくする毛のような存在なのであって、おとなしく周囲に順応していてはいけないのです。

バルヴェ先生によれば、そもそも精神医学というものは、社会や政治への批判精神を含んでいなくてはならないといいます。僕もこの考えに賛成です。なぜかというと、「精神病」の存在そのものがどこか価値転覆的なものであって、ブルジョワ的で事なかれ主義的な社会の秩序に対して、異議をぶつけてくれるものだと思うからです。

その話はまた後の章にとっておくとして、僕はいまだによく覚えていることがありまして、それは僕がまだ医学部の若い学生だった頃、バルヴェ先生を初めてお見かけしたときのことです。時間になると大講堂に先生が入ってきて、がやがやとした雰囲気のなか、現象学の話がしずかに始まりました。――先生が言うには、現象学の基本は「共感」にあるのだそうです。他者が体験したことを自分でも体験する能力とでも言いましょうか。他者が感じとっていることを感じとる、そのことこそがコミュニケーションに入っていくための唯一の方法なのだと先生はおっしゃいました。そこから出発して、他者への思いやり、あるいは援助や看護、人助けといったものが可能になっていくのだと。だからこそ精神科医は、(何はともあれ)人を喜ばせるよきコメディアンでなくてはならないのだと、先生は言いました。先生ご自身がそうだったなんて夢にも知りませんでしたけれど……。

バルヴェ先生は病院で月に一度、まるで中世末期ヨーロッパの「阿呆船」みたいなイベントを開催するのだそうです。つまり病院中の人たちが、医者も患者さんも集まって、思い思いの芸をして、そうしていちばん笑いをとった人にみごと栄冠が贈られるというイベントです。――ちなみに毎回のように優勝をかっさらっていたのは、バルヴェ先生ご自身だったそうですが！

さて、その日の講義題目は「統合失調症《スキゾフレニー》」についてでした。しかし、バルヴェ先生は、こまかい症状の話などはしないのです。「そういった知識はね、教科書を読めば書いてありますからね」――そう言って先生はおもむろに自分だけの世界に入って、学生たちそっちのけで一人二役のおしゃべりを始めたのでした。僕らはもちろん面食らったわけですけれど、そのめまいのするような会話を聞いているうちに、僕らは、統合失調症という恐ろしい病気にまつわる、自己分裂、解離、連合弛緩といった症候について、一時間ほどですっかり理解することができたのです。

講堂で話を聞いていた学生のなかには、将来は外科医になるであろう者も、あるいは産婦人科医や心臓病専門の医者になっていくであろう者もいました。そういった学生たちはふだん、精神科のことをこころのなかでちょっぴり馬鹿にしていたりするのですが、このときばかりは先生の言葉にじっと耳をかたむけていました。誰もが忘れられない授業だったのです。僕が思うに、あのときあの大講堂にいた学生は全員、統合失調症の診断に関してはプロ並みになっていたのではないかと思います。精神病の患者と話しているときに感じることのある、あの奇妙な不安、不気味な違和感、理不尽な恐怖といったものを、身をもって体験したのですから。

講義時間が終わりに近づくにつれて、僕ら学生はたぶん同じことを考えはじめていたと思います。いったいこの話はどこに落ち着いていくのだろう、先生はどうやってこのばらばらの断片をつなぎ合わせ、パズルを完成させるつもりなのだろうと。

でも先生は、それをみごとにやってのけたのです。

名人芸を見せてくれたこの《巨匠》が——ぜひそう呼ばせてください——南仏ロゼール県のサンタルバン病院に赴任して、精神科医としての道を歩みはじめたのは、一九三六年のことでした。二十九歳でいきなり院長に任じられ、およそ五百人の患者さんを診ることになったのです。若きバルヴェ先生はすぐさま病院の制度改革と環境改善に乗り出しました。病院スタッフの週四十時間労働と有給休暇の権利をきちんと保証したり、それまで修道士たちが独占していたポストを開放して、新たに人を雇い入れたりしたのです。

ところがそこに、あの戦争がやってきました。第二次世界大戦です。[*11]

戦争のせいでかわいそうな患者さんたちは、まるで無力な小さな虫たちのようにばたばたと倒れていったのです。この時期に、精神病院のなかで飢えと寒さで亡くなった患者の数は、およそ四万五千人とも五万人とも言われています。[*12] 妄想にとらわれたヒトラーの統治下では、精神病患者はユダヤ人や野宿者《ジプシー》たちよりもさらに下に置かれたのです。いまだに歴史家のなかには、フランスではそうした優性学的な考えにもとづいた犯罪的行為はなかったと主張する人もいますが……。まあ、医学用語でいう「現実否認」をしている人びとのことは、脇に置いておきましょう。

バルヴェ先生のサンタルバン精神病院は、それまでの古いやり方を打破しようと試みた、非常に数少ない病院のひとつでした。他に例をあげるとしたら、ガストン・フェルディエール博士のいた南仏ロデーズの精神病院も有名です。フェルディエール博士は、詩人アントナン・アルトーを窮乏から救い出した人です。パリの精神病院でひどい状態にあったアルトーを、家族からの頼みもあって自分の病院に引きとり、主治医として看病したのでした。*13

さて、やがてバルヴェ先生は、南仏のやや西寄りに位置するセットフォン収容所に、スペイン人の精神科医がひとり捕えられていることを知ります。戦争中、このセットフォン収容所は「望ましくない外国人」を収容する場所になっていました。ある行政官に、病院にもう一棟増築したほうがよいかと打診されたときに、バルヴェ先生ははっきりと、「われわれに足りないのは壁ではなくて精神科医たちです」と答えたそうです。そしてその捕らわれのスペイン人医師[illegible]トスケル博士——をサンタルバン病院に招き入れるべく、働きかけていきます。

「フランソワ・トスケルという人はね、当時のフランスでは誰も読んでいなかったような、アメリカの医学書にもくわしかったんだよ」。バルヴェ先生はある日、僕にそう話してくれました。

この精神科医をようやく迎え入れることができたのは、一九四〇年の一月六日のことだったそうです。

トスケル博士（あるいはスペイン風の発音でトスケイエスでもかまいません）は、かつてのマルクス主義統一労働者党（ＰＯＵＭ）――どちらかといえばトロツキー寄りで反スターリン主義の政党です――の活動家でもありました。ですから一九三六年から一九三九年にかけては、つまり「スペイン内戦」が起こってスペイン国内の左派と右派とが軍事衝突をくりかえしていたような時代には、博士は仲間たちと一緒に、ユートピア主義的な理想を、また人びとの平等や地域コミュニティでの助け合いの大切さを、高らかに謳っていたわけです。とくに博士のいたカタルーニャ地方は、そういった雰囲気が強かったようです。またもや精神科医の「ユートピア」幻想がちらっと出てきてしまいましたが、それは置くとして、トスケル博士は市民戦争に積極的にかかわっていたがゆえに、敵であるフランコ将軍の追っ手から逃れる必要があったのです。

トスケル博士はこうしてサンタルバン精神病院にやってきました。そのとき博士のわずかな手荷物のなかには新しい医学書が二冊入っていたそうです。新しい文化を吹き込まれたサンタルバン精神病院は、白熱した議論の場となっていきます。

一冊は、ヴァールシュタイン（ドイツ）の精神科医ヘルマン・シモン博士の書いた、『ギュータースローでの経験』という本でした。シモン博士は、「病院」というものはひとつの生命体のようなものであって、それはそれ自体で病気にもなりうるし、また病源になることもあると（つまり何でもない患者さんを病気にしてしまうことがあると）考えていました。ですから、患者さんの看病よりも先に、病院自体の看病が必要だと説いたのです。

そして、この「大きな生命体」がもし病気になった場合には、三つの主要な症状があらわれると書いてありました。ひとつ目は「活動の停滞」（「怠惰」がキリスト教の七つの大罪のひとつであり、あらゆる悪徳の源泉であることはみなさんもご存じかと思います）、ふたつ目は「雰囲気の悪さ」（有害とまでは言いませんが）、そして三つ目は「責任逃れ」です。この本は精神病院の何がどう変化しつつあるのかについて、鋭い問いを投げかけたのです。

もう一冊は、フランスの精神分析家ジャック・ラカンがあらわした医学博士論文、『人格との関係からみたパラノイア性精神病』でした。一見脈絡のない患者さんの言葉、その集まりである言説《ディスクール》、理解しがたい行動といったものには、ちゃんと隠れた意味や役割があるのではないだろうか。精神科医の第一の役目はそれを解読し、解釈を与えることではないだろうか……。こうした革新的な考えから、ラカンは、常軌を逸した言動を見せる患者さんたちもわれわれと同じ人間なのだということを、つまり、精神病患者もみずから考え、苦悩する存在なのであり、われわれが敬意をもって接すべき人びとなのだということを、言わんとしたのだと思います。

長期入院の弊害

サンタルバン精神病院では、こうして知の大冒険が始まって、やがて「制度的サイコセラピー」が生み出されていくことになります。僕が病院の精神科医でありつづけているのも、たぶんこの制度的サイコセラピーにこころ惹かれているからです。

僕は、病院がときには患者さんに悪影響を及ぼすこともあるということを、いつも忘れずにいるべきだと思います。たとえば長期入院の影響で、子どもさんに言語障害が生じてしまったとか、大人でも何かの病気がかえって慢性化したとか、あるいは病院の暮らしに慣れすぎてしまって、患者さんがいつまでも退院したがらないとか、そういう事態は避けなくてはならないと思うのです。こういった現象は他の人たちにも伝染することがあって、周囲の誰かに依存する悪いくせをつけさせ、患者さんたちの社会復帰をむずかしくしてしまいます。

僕が初めて病院でアルバイトしたときにも、こうしたマンネリ化した空気が精神科医たちのこころに、つまりは制度そのものに刻み込まれているのをみて、非常に驚いたものでした。これはもう、その首を切っても切っても生えてきたという伝説の九頭蛇《ヒドラ》と同じなのであって、だからおそらく、精神病院のどんよりした空気のようなものはいつまでもなくならないのです。この九頭蛇は、ふだんは医者や看護師たちの頭のかたすみでおとなしく寝ているのですが、ちょっとでも気がゆるむとむっくりと起き出してきてしまうのです。

ちなみにいま僕は、私設クリニックの調整役のような仕事もしていまして、三十ほどのクリニックの横の連携を考えているわけですが、これは簡単な仕事ではありませんよ！

本題に戻りましょう。すでに申し上げたかもしれませんが、統合失調症の患者さんは、自分のことを神のような存在と感じていることがあります。永遠不変の宇宙を、上からあるいは枠の外から見下ろしている神なのです。患者さんにとっては何も変わらない状態が理想的なのであって、だからこそ、たとえば担当の看護師が交替したりすると猛烈に抵抗したりするわけです。病院内の改革や改善にも、同じようにわけもなく反対したりします。

それでもバルヴェ先生とトスケル博士は、当時の古い精神病院の体質を徹底的にあらためていったのです。二人はたとえば、患者さんたちのサークルを立ち上げるという非常に斬新な試みをやっています。これはいわばささやかな民主主義社会で、そこでは患者さんたちの発言が、医師や看護師の意見とまったく同じ重みをもつのです。このサークル「ジェヴォーダンの会」は、バルヴェ先生の指示でつくられて一九四二年に日の目をみました。もちろん戦争の真っ只中です。

同じ年にバルヴェ先生は、モンペリエの町で開かれた「フランス語圏精神医学・神経学学会」の年次大会に出かけます。そこで先生は、フランスの精神病院が停滞し退廃におちいっていること、そしてそのことがいかに危険であるかについて講演し、「戦時下の精神病患者が置かれた劣悪な環境」についてあらためて警鐘を鳴らしたのでした。こういったことは、先ほど紹介した本の一冊め、精神病院そのものを患者に見立てよというヘルマン・シモン博士の考えと相通じる点があります。――まず病院を治療するのが先なのだと。

そういえば、いつだったかバルヴェ先生は僕に、「将来的には、精神科医は患者を診る必要はなくなるんだ。ただ看護師の仕事を監督するだけになる」とおっしゃったことがあります。先生はときどき突拍子もないことをさらりと言う人でしたから、その辺はやや差し引いて考える必要がありますが、やはり自分の哲学をつらぬく人で、戦争で食べものが不足したときに、病院で手配して必要な食糧を調達し、医師や患者さんたちの分はおろか、近くの村の住民およそ二千百人の分をすべてまかなったりしたそうです。占領下フランスのペタン首相は、残念ながらそうしたことに気を遣ってはくれませんでした。そういうことがあった後、これもやはり一九四二年のことなのですが、バルヴェ先生は(公務員の宿命で)転勤となりまして、サンタルバンからリヨンへと移って来られたのです。永遠の挑発者たるこの先生は、「わたしは、ペタン派寄りのロゼール県を出て、反ナチスでド・ゴール派のリヨンに来たんだ」とうそぶいていたそうです。

サンタルバン病院では、バルヴェ先生の精神は後任のリュシアン・ボナフェ医師に引き継がれました。ボナフェ医師は広い公園だった場所をすっかり畑に変えるべく、非常にたいへんな作業の計画を立てて、それから森や山中にひそんでいた対独レジスタンス組織とも連絡をとりあって、そして――これは当時なかなか考えづらいことでしたが――みずからもレジスタンス運動に身を投じたのです。そこでは、病人も尼さんも、医者たちも看護師たちも、手に手をとって一列に並び、そうして大地に目印をつけて、連合国軍のパラシュート部隊の降下を助けたりしたそうです。この秘密の飛行場をつくるときには、もちろん精神病患者たちも一緒でした。もし怪我をしている活動家がいれば、みんなでかくまって手当てをしました。患者さんたちも協力してくれて……、そういうすさまじい時代でした。

サンタルバン精神病院は、地理的には町から少し離れた山あいに位置していまして、ナチス政権やフランコ将軍の追っ手から逃れてきた人びとをかくまう好条件がそろっていたと言えます。当時のフランスを代表するような知識人や医者や作家たち、たとえば詩人のポール・エリュアールやトリスタン・ツァラ、哲学者のジョルジュ・カンギレムといった人びとが、ここで精神病患者たちにかこまれて、互いに顔を合わせていたりしたのです。この貴重な体験は、こうした人びとにも深い影響を与えたはずです。

戦争が終わりに近づき、この死のキャンプにもようやく夜明けの光が見えてきた頃、何人かの医師や看護師が、強制収容所から解放されて戻ってきました。そのなかにはサンタルバン病院の改革に大きく貢献した看護師、マリウス・ボネの姿もありました。でも、そうしてドイツのブーヘンヴァルト強制収容所から生還した人たちは、強制収容所の生活が戦前のフランスの精神病院のなかの様子と酷似していることに気がついてしまったのです。それはショッキングなことであり、恥ずべきことでした。だから帰ってきてからも、自分たちは本当にナチスの看守たちから自由になれたのだろうかと、ひどく苦しんだようです。

こうして、「もう二度とあんなことがないように」が合言葉になっていきました。実際、フランスの精神医療のセクター制という考え方は、このスローガンがもとになって生まれたのです。フランスの医療制度の特徴でもある「セクター制」は、簡単にいえば町をいくつかの地区《セクター》に分け、患者さんにはそれぞれ自分が住んでいる地区で医師にかかってもらうといったものですが、セクター制のもともとの意図は、精神病患者を社会復帰させ、町に戻すというところにあったのです。現在の言い方だと、「もう差別はやめよう」ということになるでしょうか。

変わらない精神病院

他に、精神病の患者さんの特徴のひとつとして、画一的でずっと同じであることを好む傾向がみられると思います。たとえば、フランスではもう百五十年も前から、「単一環境論《カードル・ユニーク》」という奇妙な学説が信じられていまして、患者さんの日常生活上のあらゆる営みには、心理的な治療効果があると考えられてきました。それに加えて、精神病院で患者さんの治療や看護にあたる職種は精神科医と看護師の二種類しかなかったわけで、そのため要するに、むかしは看護師がいろいろな役目をこなすような事態になっていたのです。

看護師は患者さんと一緒に庭仕事をしたり印刷作業をしたり、または食料品店やクリーニング屋や料理人になってみたり、あるいは畑仕事や家畜の世話をやってみたり、はたまた郵便屋さんや運転手をしてみたり、場合によっては、鍛冶屋（僕の知り合いに一人います）や大工さんになることを求められたりもしました。しかもときどき、本来の看護師役に戻って、患者さんのケアをしないといけない場面も出てくるわけです！

一方で、精神科医はどうだったかといえば、こちらは基本的に監督役をしていればよかったようです。あとは軽い風邪の症状などを診察する「町のお医者さん」役になったり、ときには心臓病の専門医になったりすることもありましたが、精神科医であることを求められる場面は、むしろほとんどなかったと言えるかもしれません。

僕がリヨン近郊の大きな精神病院でアルバイトの助手をやっていたあたりの時期が、まさに大きな変動期だったと言えます。セクター制とか病院の近代化とか、環境改善《ユマニザシオン》とか専門性の向上とか、そういった言葉をよく耳にした時代でした。

いつだったか病院の経営陣が、家政婦さんのような役目の新しい職種を、うちの病院に導入してはどうかと提案してきたことがありました（いわゆる「病院サービス・エージェント（略称ＡＳＨ）」です）。しかしあのときは、病院内の三つの大きな組合から、こぞって反対の声が上がりました。「掃除や皿洗いを患者と一緒におこなうのは、まさに心理的な治療行為である。そうした仕事をまかせてよいのは、ちゃんとした専門教育を受けてライセンスを取得した看護師だけだ」という意見が、当時は非常に強かったのですね。*14 僕はあきれてものも言えないくらいでしたけれど、ただの通《かよ》いの学生バイトの意見なんて、誰も聞いてはくれません。

それからしばらく時間がたって、つまりけっこう最近の話なのですが、「看護助手」の制度を導入しようとしたときにも同じような拒絶反応が起こりました。ですからみなさん、精神病院の人びとというのはやっぱり、画一的で不変で、ずっと同じでないとどうも気が落ち着かないようなのです。患者さんだけでなく、見守る側もそうなのです。

二十世紀の奴隷制

アンリエットという名のおばあさんの患者さんがいました。世界最高齢の長寿記録（百二十二歳）をもつジャンヌ・カルマン女史がこの世を去ったときに、フランスで最高齢になった人物です。一八八七年六月二十四日に生まれて、一九九九年一月七日に亡くなっています。ですからアンリエットさんは百十二歳まで生きたわけですが、そのうちじつに九十二年間は精神病院に入院させられていました。

裕福なブルジョワ家庭に生まれ育ったアンリエットさんは、まだうら若き少女だった時分に、精神錯乱の発作を起こして強制入院させられたのです。僕がお会いした頃には、状態はもう何十年も前から安定している感じだったのですが、にもかかわらずこの措置は際限なく更新・延長されていました。そもそもこんなに長いあいだ入院していたら、そこにかかる社会保障費がいくらになるか、一度計算してみたら面白いかもしれません。いずれにせよアンリエットさんは、ギネスブック級の長寿だったのです。

それで、ある日のこと――アンリエットさんはたしかそのとき八十五歳だったと思います――まだ若かった僕は、確信をもってこう告げたのです。若い研修医なりの、思いやりの気持ちからの提案でした。

「アンリエットさん、発作はもう三十年前から起こっていませんよね」

「先生、六十年前からですよ」

「あ、そうですか……、えーとね、もし僕が、いい保養所を紹介してあげると言ったら、どう思いますか。きれいでのんびりできて、まあ、そういうところで余生を過ごされるのはどうですかね。自分専用の寝室だってもらえますよ。いまのきたない大部屋なんかよりは、ずっとマシなはずですし……」

僕は、よいことをしてあげていると本気で思っていました。単純で、愚かで、正直うぬぼれていたのだと思います。――彼女の返答はこうでした。

「こんなこと言っちゃ悪いがね、先生、あんた大バカやろうじゃよ！」

「えっー!?」

「わたしゃね、もう何十年も前から外に出たがっとる。でもみんな引き止めてくれるんじゃ。皿洗いやお掃除がこんなに上手な人は、他におらんからってのう。それだのに、わたしがちょっと年をとってきたからって、あんた、わたしを追い出そうって言うのかい！」

茫然自失とは、こういうことを言うのでしょう。僕は自分を親切な人だと思っていたのに、本当はあべこべだったのです。あまりの恥ずかしさに額に脂汗が浮かんで、あとは何を口走ったか覚えていません。

もちろんアンリエットさんは病院にとどまりました。ここが、知り合いや友人にかこまれて一生を終えることのできる唯一の場所なのであって、病院にいる人たちは、言ってみればもう家族も同然だったのです。僕もこのときばかりは、自分は精神科医に向いていなかったんじゃないかと落ち込んで、本気で転職を考えました。アクアリウム店の店員にでもなろうかと思ったのです。

ちなみに当時、僕の尊敬する精神科医や院長さんが、患者さんたちを手兵としてあやつって、ひとりは庭仕事、ひとりは掃除、ひとりは公用車の洗車にと、いろいろ手伝ってもらっているという話は、僕もよく知っていました。激しい錯乱の発作を起こすことのある女性患者が、優しく子どもたちの相手をしている、そういう微笑ましい光景を、僕はいまでもよく覚えています。研修医もそこに自分の子どもを預けたりして——あの頃はそうしたことが当たり前で、疑問をさしはさむ人はひとりもいなかったのです。

ただ、こういう不思議な「働き手」たちのなかには、精神医学そのものに疑いの念を抱いている人もいました。*15 人間のこころとは不思議なものです。ふだんはあまり気にしていなかったはずなのに、あるとき誰かが「これは患者に無償労働させているのであって、労働法違反ではないか」と言いだした途端……。

しかしですよ、だとしたらこうした日々の営みを、どうとらえたらよかったのでしょうか。そこには患者さんたちの気力や体力を維持するという目的もあったわけですが、たしかに患者さんたちを、刑務所のような場所で、無報酬で、しかも強制的に働かせていると言われても仕方のない状況だったのも事実です。ちょっとした「謝礼」はありましたが、それも公式には一日あたり郵便切手二枚までと決まっていました。それで患者さんの月収がいかほどになるのか、細かい計算はここでは遠慮させていただきますけれど。

最近、フランスでも、善良な市民たちを震撼させたニュースがありまして、それは、いまだに「召使い」を無給で働かせていて、それで罰せられた人があるというものでした。働かされていたのはだいたい外国から来た人でしたが、いまだに奴隷制が残っていたという事実にみんなショックを受けたのです。でも、この《人権の国》フランスでも、一九八〇年代の初頭までは「奴隷制」が公式に残っていたと申し上げたら、みなさんは驚かれるでしょうか。つまり、パリの、リヨンの、マルセイユの、あるいはボルドー、リール、ストラスブール、ニース、そしてナントの精神病院では、「作業療法《エルゴセラピー》」の名の下に、患者の無償労働がおこなわれていたわけです。フランスでも、そうした患者さんたちの流す汗のおかげで、ようやく病院全体がうまく機能していたのだという事実を、いったいどのくらいの人が知っていたのかはわかりません。ただやはり、患者さんたちの同意があって働いてもらっているわけではないのですから、その点では違法労働者《ノワール》よりさらにひどかったかもしれません。

「作業療法」という治療法は、純粋に治療や看護の目的のためだけになされるのであれば、もちろん賞賛すべきものです。でも、病院がうまくまわらないからといって、あるいは他に手段が見当たらないからといって、患者さんたちを皿洗いや掃除、洗濯、庭いじりのために使っていたとしたら、これはもう「奴隷制」と呼ぶ以外に何と言えばよいのでしょうか。それにもかかわらず、この不正を暴いた人はいままで誰もいないのです。ヨーロッパで百年以上続いていたこの状況は、ほんの最近になるまでずっと見過ごされてきました。どこの人権擁護団体も、ヨーロッパのどこの法廷も、どこの国際刑事裁判所も、またどこのメディアも、この不正に対して激しく抗議することはなかったのです。

ですから、わたくしパトリック・ルモアンヌが思うに、

精神科医は役に立つものです。
なぜならそれは、第一に、きわめて傷つきやすいわれわれの同胞精神病患者たちを守るために戦うからです。必要なら、他の精神科医に立ち向かうこともあります。精神科医はみんな、レジスタンス運動家のような反骨精神の持ち主であるべきなのです。

カルテ2

悲しき局所用薬《トピック》*16

アリは五十九歳でした。*17 フランスに来たのは三十歳の頃。フランス語はあまり上手ではなくて、大きなジェスチャーで自分の言いたいことを伝えるような感じでした。

アリは、じつはこのところ何カ月も、精霊《ジン》*18のことが気になって夜も眠れないでいました。この呪われた悪魔《シャイターン》*19が、四六時中つきまとってきて、何をするにもああしろこうしろと指図《さしず》してくるというのです。

かかりつけの町医者に相談したら、幻覚性のせん妄がみられるということで、神経弛緩薬を処方されました。でもその薬を飲んでも、症状は悪化するばかりでした。アリはふさぎこんでしまい、食事もとらず、さらには奥さんをほったらかしにして、ついに離縁を言いわたされてしまったのです。

この患者さんが初めて僕の診察を受けにきたときに、悲しい気持ちなのですかと尋ねてみました。でも、アリにはその質問の意味が伝わらないのです。当然でした。アラビア語にはフランス語の「悲しい《トリスト》」に相当する言葉がないのですから。もっとも近いのは「ハーゼィン」という言葉らしいのですが、これはむしろ何かつらいことがあって、それでこころが苦しいという意味であって、ぼんやりとした悲しみとは別の概念なのです。

言葉の壁もあって、話合いは困難を極めました。仕方ないので僕は、娘さんを連れてもう一度来てください、通訳してもらいましょう、ということにしました。娘さんのアイシャは二十七歳で、フランス生まれ、結婚もしていて、両方の文化をばっちり理解しています。

娘さんによれば、アリは息子さんを十五歳で亡くしてから、おかしくなってしまったのだそうです。乗ってはいけないと言いつけてあったはずの、原付二輪車での交通事故でした。ちっとも言うことをきかず、みんなに小さな悪魔と呼ばれているような息子さんだったようです。ですからアリのケースでは、息子さんの死への二次的反応として抑うつ状態が生じたのではないかと考えられたわけです。

僕は、抗うつ薬を処方するとともに、定期的にイスラム寺院の僧侶《イマーム》のところに通うよう勧めることにしました。何カ月かたってアリの症状は軽くなり、あいかわらずふさぎがちではありましたが、幻覚はなくなっていました。人生を受け入れられるようになったのです。妻も僧侶に説得されて、離縁を思いとどまりました。

僕は思うのですが、精神科医というのは医者であると同時に、すぐれた文化人類学者でもあるべきではないでしょうか。患者さんのことを本当に理解したかったら、あるいは診断や治療法を誤りたくなかったら、われわれとは異なる文化のこともよく知っておくべきではないでしょうか。キリスト教文化、イスラム文化、ユダヤ教文化はもとより、フランスに多いベトナム人たちの文化についても精通しておいたほうがよいと思います。もちろんアフリカをはじめ、他のさまざまな異文化についても同じことが言えます。

こころの病気への偏見

3

僕は前々から少々心配していることがありまして、それはうちの子どもたちの学校生活のことです。学校で他の子に、「ねえ、君んとこのパパって何の仕事してるの？」と聞かれたりするわけです。

それはある意味どうしても避けられない質問なんですが、うちの子たちが僕のせいで悩んでいないかと心配しているのです。もちろん僕に悪意はないとはいえ、ひょっとしたらいろいろ恥ずかしい思いをさせているんじゃないかと、親として気をもんだりもするわけです。それは、「セーシンカイ」というのは、警察官や税務署員、風俗店員や内閣閣僚と同じく、気軽に口に出すのがちょっとはばかられるような職業だからです。まだ年端もゆかぬ子どもたちの前ではとくにそうです。

さいわいにもうちの子たちは、学校の休み時間に何度か痛い目にあった後、うまい切り返しを発見したようでした。「うちのパパ、お医者さんなんだ。神経のことが専門みたい」――この返答は子ども相手にはやや難度が高かったとみえて、しばらくはうまくいっていたようです。でも高校に上がる頃になると、その答えが通用しなくなって、また別の回答を見つける必要が発生したらしいのです。それで出てきたのが――「気をつけなよ、お前みたいなイカれた奴、うちの親父に見つかったら速攻で精神病院送りだからなッ」。……何というか、うちの子たちもだんだん口が達者になってきたようです、アーメン！

それはさておき、精神科医という仕事は、じつはその内実があまりよく知られていないにもかかわらず、なぜこんなに恥ずかしくて、厄介者扱いで、世間に顔向けできなくて、おまけに物笑いの種ですらあるのでしょうか。

誤解をおそれずにはっきり申し上げれば、それは「狂気は伝染する」と考えられていたからです。

「誰でも知っているとおり、精神疾患ほど人に伝染しやすい病気は他にない。たとえばうわさが広まっていくのがどれほど早いか、あるいは群衆がいかに一瞬でパニック状態におちいるか、思い出してみたまえ。熱狂状態は狂気の錯乱に近いものだが、こうした事例から察せられるのは、それらが伝播するということだ。だから日頃から患者のそばにいる精神科医たちがおかしくなっていたとしても、無理からぬことなのである……」

このような作り話がまことしやかに語られ、しかも強く信じられてきました。おかげで歴史上のほとんどいつの時代でも、また世界中の多くの社会で、精神病患者はどこかに隔離されることになったのです。ヨーロッパでも、たとえばミシェル・フーコーが『狂気の歴史』で書いていた十七世紀の《大監禁時代》の話もそうですし、それこそ第2章でお話しした精神病院への強制入院の話もそうですが、西洋では精神疾患は「伝染する病」と見なされ、人びとはそれから身を守る術《すべ》をずっと探しつづけてきました。狂気は精神において広がる黒死病《ペスト》やコレラ、天然痘《てんねんとう》やエイズのようなものと考えられてきたのです。

死してなお

もう何十年も前の話になりますが、とある精神病院で、病院墓地だった土地を駐車場につくりかえたときのことです。いかにも近代的な、きれいなパーキングです。ちなみに、むかしは精神病院の患者さんたちは、亡くなると病院の敷地内に埋葬されるのが一般的でした。古い精神病院というのは、それほど閉じた世界だったのです。それはひとつの小宇宙のようなもので、そのなかに畑や牧場があり、教会があって司祭がおり、食料品店や印刷屋、クリーニング店などもあったのです。

　そういった事情で、院長先生は市長に依頼状を書いて、駐車場建設のために掘り起こされる患者さんたちの遺骨を、市営墓地で引き取ってほしいとお願いしました。ところがです、何とも嘆かわしい話ですが、それを知った市民の側から、この動きに強硬に反対する請願書が上がってきたのです。たとえ亡くなっていたとしても、その遺灰から他の健常な人びとの遺灰に狂気がうつるおそれがある、それに生きている自分たちにとっても、精神衛生上よろしくない……そういった内容でした。

　このように精神病患者は、むかしはとくに、亡くなった後ですら差別され遠ざけられる傾向にありました。しかもこの傾向は、ヨーロッパ各地にかなり広く見られるのです。たとえばコルシカ島ではかつて、精神病患者はみんな島の南端に位置するボニファシオ要塞にいちど「集積《ストック》」されれ（この建物は現在、郵便局になっています）、白船《ナーヴェ・ブランカ》を待つことになっていました。そうしてマルセイユかモンペリエの精神病院へと、帰らぬ旅に出されるのです。

　その旅の途中で命を落とすこともありました。その場合、患者の遺体は海に面した墓地におさめられることになります。ただ、その墓地も二つの区画に分けられていて、ひとつは外人部隊の兵士たちのためのものです。こちらは手入れが行き届いており、白い十字の喪章に兵士の名前が入ったものが飾られています。もうひとつの打ち捨てられた区画、こちらが精神病患者たちの区画で、あるのは無名の黒い十字の喪章です。いずれも墓石は置かれていません。何ともいえない悲哀のただよう場所です。

この分断《セグリゲーション》は、遠く公式文書や規則にまでおよび、精神医学はそこでも蚊帳《かや》の外に置かれたりします。つまり何かの制度がつくられるとき、念頭にあるのはまずは医者、外科医、産科医のことなのであって、精神科医はいつも後回しにされるのです——忘れられていなければの話ですが。

現在、すでにあらゆる専門分野に広がっているものが、精神医学ではまだだったりするケースもあります。[20] たとえば共済組合や保険会社はあいかわらず損得勘定で動いていて、精神病患者はずっと契約対象から外されたまま、つまり保険に入れないのです。不思議なことにヨーロッパ人権裁判所は、この案件を一度も取り上げたことがありません。HPST法（「病院、患者、健康、地域」の頭文字をとったもの）と呼ばれる、フランスでごく最近できた法律も、精神医学のことには事実上触れていなくて、あとは政令や条例でカバーしてもらえるのを待つしかない状態です。

差別や分断の撲滅をめざす戦いに、精神病患者は関係ないとでもいうのでしょうか。

いったい「反差別・平等促進のための高等機関」（HALDE）は何をしているのかと、首をかしげてしまいます。[21]

「精神科医は精神科医を治療するために存在する」

「精神科は精神科のために存在する」というどこか哲学的な合い言葉が、リヨンの救急病棟あたりで聞かれたことがありました。これを言いふらしていたのは、身体至上主義の医師たちです。そうした医師たちが取り扱う病気というのは、身体のどこかにはっきりした原因が見つかるような「高貴な」病気なのです。われわれは精神科みたいに、体のどこに病巣があるのかきっちり特定できないような、おかしな病気を扱っている連中とは違うのだと言わんばかりです。

でも、体の診察はそんなに神聖不可侵なものなのでしょうか。体の診察を受けても問題がなく、この患者は精神科にまわすのが適切であるとの宣言がなされた場合には、先ほどの言葉は「精神科医は精神病患者のために存在する」という意味になると思うのですが。

この「精神科のための精神科」という言葉を聞くと、さっきの身体至上主義の医者たちはお腹をよじって笑います。でも、なぜか当の精神科医たちはあまり笑わなかったりするのです。僕ら精神科の医者たちがちょっとユーモアのセンスに欠けているのは事実かもしれませんが、精神科医であればこそ、そもそもこれをジョークとは受け取らないのでしょう。フロイト以来、こういった駄洒落っぽい言葉には何か隠れた意味があるとされているのですから。

考えてみると笑いというものは、不安を吹き飛ばすためのひとつの方法です。その点に気がつけば、身体至上主義の医者たちがこういう「精神科医は頭がおかしい」という意味の冗談を飛ばして笑っているのも、結局は、自分たちのなかにある狂気への不安をどこかに追いやるためだったということが理解されるかと思います。言ってみればそれは、まるでトイレの水を流すように、悪い原因を取り除いて病院そのものを治癒したいというひそかな願望のあらわれなのです。

これは古代ギリシャで天変地異や戦争、地震や疫病などを恐れて、呪術《ファルマケイオン》の儀式がおこなわれていたのとまったく同じメカニズムです。古代ギリシャでは何か災害が起こったら、社会の不幸な周縁者や囚人たち、浮浪者や精神病患者のなかからひとりが選ばれます。その人は着飾って冠をかぶせられ、二輪の馬車に乗せられて、花いっぱいのその馬車でアテネの街路をまわるのです。どんなに狭い小道でも、盛大な歓喜の声でもって人びとはそれを出迎えます。こうして悪い瘴気《ミアスマ》を街から追い払い、その儀式が終われば、祭り上げられたこの人物は処刑されるか、国を追放されるかのどちらかでした。なお当時の国外追放は、いずれにせよ死を意味していたのですが。

精神科医が患者から狂気をうつされるという考え方はとても古くからあって、数多くの風刺画が描かれています。いちばん有名なものは、オランダの画家ヒエロニムス・ボスが「愚者の石の切除」で描いたような、漏斗《ろうと》を頭にかぶった精神科医のイメージでしょう。この絵はいまマドリードのプラド美術館に保管されています。この漏斗の由来が、中世ヨーロッパでユダヤ人たちがかぶっていた黄色いとんがり帽子にあることは意外と知られていません。どうやら人間というものは、残念ながら、まわりのみんなと違っているのを嫌がる動物のようです。つまり、集団の

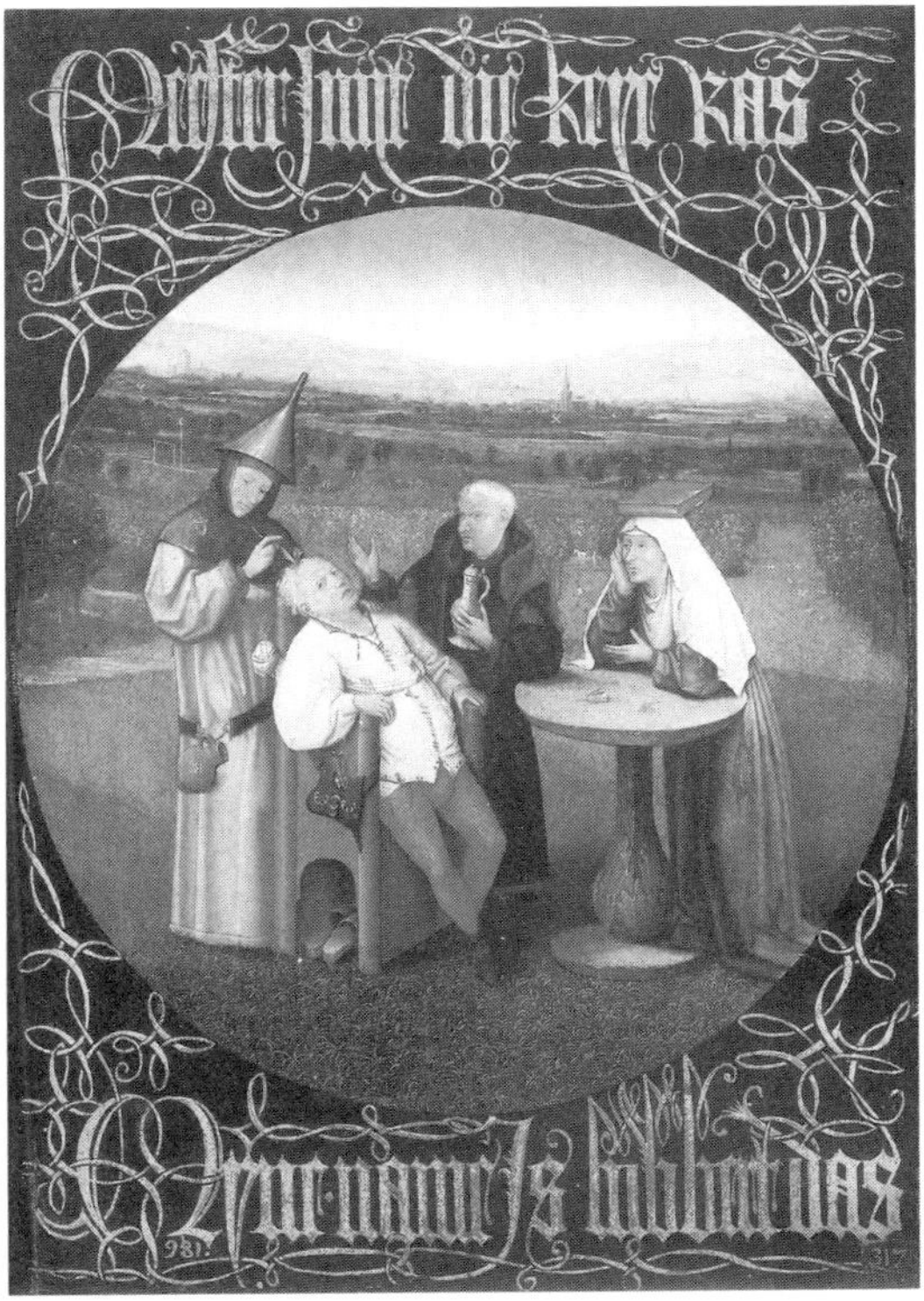

ヒエロニムス・ボス「愚者の石の切除」(提供：アフロ)

規範から外れている者があれば、目をつけられ、何かの目印をつけられ、「何かあってからでは遅い」と閉じ込められ、またときには除去されてしまうことすらあるのです。

これこそまさに、いまわしき歴史の教訓ではないでしょうか！　まず、凶暴で風紀を乱し、人心を不安にさせる狂気というものが存在するのだと。だからそれを閉じ込めて、おとなしくさせるような場所が必要なはずだと……。こうした考え方はいまに始まったものではありません。結果として、この任務にあたる人びとが患者たちと一緒くたにされて、精神科医が精神を病むという誤解が生まれていったのです。

相手が妄想レベルの強い確信を抱いてしまっている場合は別として、僕自身もこういう誤解に対しては、ずいぶんと戦ってきたつもりです。でも、何年かそうした戦いをつづけてみて、僕が最後にたどりついた結論は、どうやら精神科医というものは、自分がある種の贖罪山羊《スケープゴート》になることで、社会に対して大きな貢献をしているようだということでした。精神科医はジョークのネタにされ、医者のなかでのけ者にされることもあります。でも、それは受け入れるべきことなのです。僕は最近、精神科医というのはそのことで給料をもらっているんじゃないかとすら思うようになりました。

ですから、わたくしパトリック・ルモアンヌが思うに、精神科医は役に立つものです。
たとえ患者さんたちと同一視されることがあろうと、精神科医は社会全体を狂気の不安から守っているからです。

カルテ3

悲しみよこんにちは

十一回も自殺未遂をした人がいます。アントワネットはこれまでに何度も手首を切ったり、薬を大量に飲んだりしていて、去年はついに窓から飛び降りたのでした。そうしてケガだらけになってギプスをはめられ、病院でリハビリを受けることになったのです。

アントワネットはずっと破滅型の人生を送っていました。「わたしはどうしてこの世に生まれてきたんだろう。生きていたいと思ったことなんて一度もないわ。わたしなんて、いてもいなくても一緒なのよ」――そんなことばかり考えていました。入院したのは二十五回。忙しすぎてあまり診てくれない精神科や、やる気のない病院をいくつか転々とし、退院するときにもいつかまた必ず戻ってくるだろうと思われていました。

アントワネットは五十六歳の女性で、ほっそりして血の気は薄く、ややくすんだ黒い服を着ていました。あまり趣味がよいとは言えません。化粧をしたこともなく、髪を染めたり髪型をととのえたりといったことにも無頓着のようでした。それでもアントワネットにはもう三十年来つれそった夫があり、互いに愛し合っておりました。子どもは三人で、孫が五人もいます。穏やかな人生を送ることもできたはずなのです。でも幸せはやってきませんでした。

僕が病室を訪れたときには、アントワネットはまるで無害な亡霊のように、肘掛け椅子にじっと丸まっていました。話をしても声はかすれ、言葉少なで、表情も固かったのです。創作活動に抗うつ薬、電気ショックに神経弛緩薬、気分安定薬など、あらゆる治療の試みがなされました。入院するたびに（アントワネット自身の言葉を借りれば）「少しはましになる」ようなのですが、すぐにまた悪化してしまうのです。よく見ると、前腕はひっかき傷がいっぱいで、その細い筋のあいだには、褐色がかった小さなやけどの跡がいくつも見えました。その無数の傷は、自分で腕にたばこの火を押し付けた跡なのです。

「先生もご存じでしょう、体が痛むと少しはこころの痛みを忘れていられることを」。いちばん新しい傷は、ここ一時間以内につけられたもののようでした。アントワネットは絶望のかたまりみたいになっていて、その前に立っている僕も困り果ててしまいました。だから、なるべく簡単な提案をしたのです。

「あなたを治療するにあたっては、僕はいろいろ考えを練らないといけません。そして考えを練るためには、安心して考えられる状況が必要です。正直に言うと僕は、あなたが自分を傷つけたり、死のうとしたりするんじゃないかと、ちょっと心配しているんですよ。だから、もし僕の治療を受けるのを了解してくださるんだったら、公証人つきで、契約を交わしてもらえませんか」

僕は処方せん用の三枚重ねの複写式の紙と、あとは筆記具を差し出して、次のような文章を書いてもらいました。「わたしは今から二時間のあいだ、自分の体を傷つけないことをここに誓います」。あとは本人の署名をもらい、僕と立ち会いの看護師も署名します。こうしてできた三枚の紙を、アントワネット、看護師、僕の三人がそれぞれ持っておくのです。僕は病室を後にしました。

そして二時間後に、看護師と僕は再びアントワネットのところを訪れて、おめでとうと言うのです。「あなたは約束を守りましたね。僕も少し安心しました。じゃあ、今度はこう書いてください。『わたしは明日の朝九時までのあいだ、自分の体を傷つけないことをここに誓います』と」。僕らはさっきと同じように契約を交わしました。そして次の日の九時になると、今度は一週間の契約を結んで……。こうして毎週毎週、契約を更新していくのです。

こうしてようやく治療が開始されました。やがてアントワネットは、幼い頃よく家に遊びに来ていた人から、虐待を受けていたことを打ち明けます。そのときのことがありありと目の前に浮かぶという、恐ろしいフラッシュバックに悩まされていたのです。アントワネットはそれ以上語ろうとはしませんでしたが、強いフラッシュバックに襲われたときにはお酒に逃げる癖があるようでした。そうでもしないと耐え切れないほどの苦しみだったのです。

僕はマルシリド（イプロニアジド）を処方することにしました。かなり古くからある抗うつ薬です。特定の食品や薬物と一緒に服用すると予想外の作用を引き起こす危険性があって、いまではほとんど使われていないのですが、きちんと使えば高い効果を上げる薬です。

一カ月がたち、アントワネットの状態は少し良好になりました。退院を前にして僕はいろいろ計算しなおしながら説明しました。「ここ十五年ほど、一年のうち七カ月は入院状態ですよね、たいていは強制入院ですね。こういうことはそろそろやめないといけませんよ。こんな生活は人生ではないし、入院費用を負担している国や社会にも、多大な迷惑がかかっているわけですし……」

　アントワネットは僕のお小言を、口元に薄笑いを浮かべながら聞いていました。僕は継続的な入院を勧めました。つまり三カ月のうち二週間は必ず病院で過ごすようにすると。そして二週間たったら、状態がよくなろうと悪くなろうと、そこで退院するのです。退院の日、僕らはまた契約を交わしました。「わたしは次に再入院するときまで、自分の体を傷つけないことをここに誓います」

　三カ月後に、アントワネットは約束どおり戻ってきました。具合は前と同じくらい悪そうでしたが、腕はきれいなものです。それに今回は救急でかつぎこまれたわけでもありませんでした。

　僕がアントワネットを診察するようになって、今年で十年になります。そのあいだ自殺企図は見られませんでした。わずかずつながら前進して、いつしかあの薄笑いも消えていきました。そうしてアントワネットは娘さんの結婚式のとき、必ず出席すると約束し、イヤリングをつけてささやかなお洒落をしたのです。これは以前の様子からはとても考えられないことでした。ゴールはまだまだ遠いとはいえ、僕は望みがあると信じています。

4 何が精神病なのか？

アフリカなどでは、村はずれに月経中の女性や鼻血を出した人が別に生活する小屋を用意しているところがあるそうですが、それと同じように、精神を病んだ人のための場所を用意している村もいくつか存在するようです。ヨーロッパでは、向精神薬が発明される以前には、精神病院がその役目を果たしていました。

そこでは精神科医ではない医師が医科長を勤め、労働契約の上でも、患者さんを治療するというよりは、状態が悪化しないようにするといったことがおこなわれていたにすぎません。そうした背景から、患者さんたちは「よく働く人（よい患者さん）」「暴れる人」「おとなしい人」などのカテゴリーに分けられていたのです。その裏側で、世間から隔離されたこの閉鎖的な世界では、責任者たちに絶大な権力が集中していました。

精神医学から感じとられたこの全体主義的な独裁の匂いは、激しい議論を巻き起こしましたが、僕の学生時代にもその残響があったのを覚えています。アメリカでベストセラーになった小説『蛇の穴』（一九四六年）では、患者の振る舞いによってどこのセクションに入れるかが決められ、そこで多かれ少なかれひどい扱いを受けるという、当時の精神病院の内実が描かれました。[22] この話を読んだ人びとはすぐに、看護師長がこの病院組織をひとつの権力装置として、つまり脅迫で患者たちに言うことをきかせる道具として利用していると気がついたわけです。非常に有名な映画『カッコーの巣の上で』（一九七五年）でも、使われる手法は神経弛緩薬、電気ショック、脳のロボトミー手術などになっていましたが、まったく同じようなことが描かれました。

精神病患者と六八年革命

リヨン郊外にヴィナティエ精神病院という巨大な病院があるのですが（当時およそ二七〇〇人の患者を抱えていました）、僕がそこに勤めはじめた頃は学生運動のさなかで、病院は六八年革命の大きな渦に巻き込まれていました。壁いっぱいにいたずら書きがあって、「とらわれウサギ」「転地させてごまかす」「狂気は存在しない」「治療でドラッグ漬け」など、精神病院をネタにした当時のあらゆるスローガンが、無感動になった患者さんたちの目に訴えかけていました。

このことだけでも相当な物議をかもしていたものです。研修医たちの寮を落書きでめちゃめちゃにした張本人はジェラール・オーフという男でしたが、この人は『精神科医なんてやめてやる』という本を出版して、行政命令で病院を追い出されることになりました。[*23] ちなみにこの本は、ベルナール・ピヴォー司会のテレビ討論の番組で取り上げられるまでになります。表向きには、オーフは患者さんにドラッグを勧めたので追放されたということになっていました。

ジェラール・オーフはその頃、研修医として病院に勤めていました。ただ、マルクス主義者で反精神医学の立場だったオーフに言わせれば、精神病はそもそも存在せず、狂気というのは「一般社会から閉め出されたもの」にすぎなかったのです。オーフは「狂気という本質的実体は社会が成立する以前から存在したはずだ」という形而上学《けいじじょうがく》的な考えを嫌いました。また当然ながら、精神科医たちの世界にすぐにでも社会主義革命が起こることを願っていました。

余談ですが、僕ら当時の学生たちは多少なりとも権威的なものに反発をおぼえていましたから、自分の先生たちの悪口を聞くのはじつは最高に楽しいことだったりしました。オーフの本で先生のひとりが「何にでも病名をつけてしまうという奇病におかされている」と評されていたのを見て、若い研修医たちは爆笑していたものです。

しかしながら、この議論は大切な問いを精神医学に突きつけていると思います。つまり、この話が僕らに示してくれているのは、精神医学には、患者さんのなかに精神病が存在するかどうかを見極めるという仕事がある、ということなのです。精神病という実体はそもそも存在するのか、この問いに対して精神医学は答えることができるのでしょうか。あるいは、はたしてその問いに答えるべきなのだろうかという別の疑問も浮かんできます。さらに言えばこれは「われわれはみな、多少なりとも狂っているのではなかろうか」という話にもつながっていくのです。

精神の医師

狂気というのはおそらく、正常な人にとっては、もっとも自分から遠い――そしてもっとも奇妙な――現象のひとつでしょう。はるか古代から、精神をわずらった人びとが周囲の人びとにいろいろ迷惑をかけてきたのは事実です。

語源的には、「精神異常《アリエネ》」はラテン語の「アリエヌス」(古代ローマ市民以外の異邦人)から来ています。つまりこれはもともと、われわれとは違う「他者」のことを指していた言葉なのです。英語読みすれば「エイリアン」になって、これがもしSF映画なら、後頭部のやたら長い地球外生命体として描かれてしまうわけです。そんなものに似ているだなんて、誰も言われたくはないと思いますけどね。

ところで、僕らの暮らす現代社会では、まるでハチの巣やアリ塚のように多くの人間がひしめいています。そのせいかどうか、人びとはあまりに他者迎合的で「みんなと同じなら安心」になってしまいました。社会生活をおくる人びとの大半は「世間一般の凡人たち」なのですが、それとはどこか違っていたりずれていたりする人に対して、人びとは耐えられないほどの苦痛を感じるようになったとも言えます。どう考えても自分たちと同じとは思えないような、ひとりでうわごとを言っている「精神錯乱《デリラン》」に対して（この言葉は古期ラテン語では「畑の畝《うね》がまっすぐになっていないこと」、転じて「常軌を逸していること」を指していました）、あえて話しかける人はありません。たとえ実害のないことがわかっていたとしてもです。

こうして人びとは、しっかりとした高い壁を、穴の空いていない防壁を、健全な精神と狂気とのあいだに、正常と病理とのあいだに、おとなしい人びとと怒り狂った人びととのあいだに設定して、両者を分け隔てることを望んだのです。精神科医たちは、まるでめずらしいチョウを集める昆虫学者のように、よろこんで精神疾患の膨大な分類表をつくり上げ、これまでにきりがないほど更新してきました。もうじき第五版をかぞえるＤＳＭのシリーズはその好例です。[*24] 保護施設や精神病院、そして精神科医たちは、たんに人びとを安心させるためだけに、病名の一覧表をつくって（正常と狂気とのあいだに）距離を生み出す作業をやりつづけてきたのではないかとさえ思われます。

情念に取り憑かれたようにみえる精神病患者も、自分の考えをもち、それにそって話をしたり行動したりしています。ただそのやり方が、他の人びとと違っているのです。患者は揺るぎない確信を抱いていたり、かたくなに自分の信念にこだわったり、(他の人は誰もそう思っていないのに)自分だけが真理を握っていると思い込んでいたりして。だから人びとは、これはもう普通の人間ではないと考えてしまったりするのです。われわれとは何か決定的な違いがあるのだ、普通の人はこんな風に気がふれることはないのだと——でも、その考えはちょっと待ってください!

わたしたちのなかにも狂気はある

先日のことですが、僕は道を歩いていて、おかしな人とすれ違ったのです。大きな身振り手振りをしながら、一人で大声でしゃべりながら歩いている人です。僕はちょっと格好つけたくなって、一緒にいた妻にこう言いました。「見てごらん、あの人……あまりよくないみたいだね、このあたりの精神科医は」。ところがすれ違うとき、その人の手にプラスチック製の小さな黒い物体が握られているのが見えました。イヤホンはおしゃれにカールした髪に隠れてしまっていました。率直に申し上げれば、その人は電話中だったのです。

このようにわたしたちの見方自体もあやふやなものなのです。

よく考えてみれば、誰だって毎晩のように狂気体験をしているのです。つまり、僕らが見る「夢」のなかでは、脈絡のない話がめくるめく展開しますし、僕らはそこで、まわりのひんしゅくをかうような、あるいは犯罪に近いことをやらかすことだってあります。こういった奇想天外な夜の冒険では、行動にブレーキをかける批判精神は働かず、現実との距離感も失われています。その点を考えると、およそ九十分間の睡眠サイクルのあいだ、僕らはみんな、言ってみれば狂気の状態にあるのだということが、おわかりになるかと思います。たいてい一晩に三回か四回、僕らはすっかり完全に頭がおかしくなっているわけです。これは避けようのないことですが、でも一過性のことです。

それから、バッカスと付き合いながらやや遅い青春を謳歌する人も、少なからずいらっしゃるかと思います――ずばっと言えば「お酒」です。ちょっと思い出してみてください。お酒を飲んだときの怖いものなしの全能感や、自分は他の誰よりも優れているという感覚、あるいは酔った学生たちが冗談まじりに大言壮語する様子を思い起こしてくださってもかまいません。正常な人でも酔っぱらってしまえば、自分のことを才色兼備で強くて魅力的で、なおかつ何でも自分の思いどおりに動かせる最高の人物だと思い込むものです。ただ残念なことに、非常に暴力的になってしまうこともあるのですが。いずれにせよこれも、何時間かのあいだだけ続く、つかの間の狂気と言えるでしょう。

あるいは、違法薬物のようなものに手を出す人もあるかもしれません。ＬＳＤ、ペヨートル、覚せい剤、コカイン、ヘロインなどによってもたらされる、サイケデリックな幻覚体験です。どんなに善良な市民でも、一度ドラッグに手を出せば精神錯乱におちいりうるのです。正常と病理のあいだの境界線は、一般に思われているほどしっかりしていません。ごく小さな分子の粒がいくつか脳に届けば十分なのです。

加えて言えば、近年若者たちのあいだで増えてきているのは、大麻の世界へと帰らぬ旅に出ることです。狂気の国への片道切符です。実際、大麻に含まれる化学物質は、一度やったら元に戻らないような化学変化を脳にもたらすため、一見正常に見える少年少女たちがあっさりと一線を越えて、統合失調症の患者になってしまうこともあります。

というよりじつは、サイケデリックな幻覚体験をするためにはドラッグを使う必要すらないのです。ダン・ブラウンの小説『ロストシンボル』にも登場した暗中水浴は、いまから三十年ほど前に流行っていた方法で、人の体温と同じ摂氏三十七度前後の塩水で満たされた貯水タンクのなかに、じっと身をひたすというものです。周囲は真っ暗で、完全な静寂に包まれています。つまり、聴覚も視覚も触覚も、感覚刺激のまったくない状態で水にしばらく浮いているのです。するとやがて色彩あざやかな激しい幻覚がおとずれ、トリップが始まるのです。

精神世界の昆虫学者たち

さいわいにも僕ら精神科医は、古くから精神疾患のしっかりした病名リストをつくり上げてきました。「統合失調症、妄想症、セリュー＝カプグラの解釈妄想、ディド＝ギローの若年性無気力、破瓜《はか》病、エスキロールのリペマニー、早発性痴呆、パラフレニー、緊張病、慢性幻覚精神病、好訴妄想、クレッチマーの敏感関係妄想」などなどです。患者さんたちは精神病院という、外界と遮断された箱のなかにていねいにおさめられて、それによって善良な市民たちは文字どおり心配から解放されてきたのです。慢性の病気を抱えた患者さんは一度入院したらまず三十年はそこにいるわけでして、それでたいていの市民は安堵するのです。

ただ、症状がときどきあらわれるようなタイプの精神疾患もあることを忘れてはいけません。たとえばまるで「青天の霹靂《へきれき》」のような発作的錯乱は、ほとんど誰にでも起こりうることで、何週間かはどこかおかしい状態が続いたりします。それから躁うつ性の精神病（双極性障害）は、ごくごく普通の人、あるいは並はずれて優秀な人でもかかりうるものです。これはほぼ定期的に、苦しみと自殺願望を抱えた落伍者の時期と、どんちゃん騒ぎが大好きな楽天家の時期が交替で訪れるというもので、躁状態の人は、お金をぱーっと使ってしまったり、色事に走ったり、ひっきりなしに下品なダジャレを飛ばしたりするようになります。多くの天才たちがこれに苦しんできました。いやまあ、ひょっとしたら楽しんでいた可能性も否定はできませんが。

ですからつまるところ、狂気の小さな種は誰にでも宿っているという、この厳しい現実を僕らは受け止めなくてはならないのです。裏返して言えばこれは、どの精神病患者にも、理性が残っているということでもあります。「かれら」と「われわれ」のあいだには、互いに行き来する通路や橋が存在しているのです。ここで大事なことは、敬意をもって相手に接することでしょう。僕らは僕らの同胞《はらから》たる患者さんたちに、共感をもって接するべきなのだと思います。

現在ではDSM−5やICD−10といった、国際基準と呼ばれるような（実際にはアメリカとイギリスが中心なのですが）新しい疾病分類が生まれています。理論的な分類というよりは、純粋に症候の記述による分類をめざしたものと言われていますが、そう断言するのは難しいでしょう。というのもこういった新しい分類表は、最初から脳神経科学に立脚するものだったからです。こういうことを言うと、そんなことはないと否定する人もいらっしゃるでしょうけど、事実そうなのです。精神疾患の基盤にはニューロンの障害があるという考えが、根底にあるのです。もし世界中の医師がこの考えに賛成したとしても、それも僕には間違っているように思われます。だって、権威的なものが正しいとは限らないじゃないですか。

たしかにDSMのような国際的診断基準の登場は、大きな利点をもたらしました。たとえば僕が双極性障害について話をするときには、世界中の精神科医がみんな僕と同じ話をするだろう、どの医者とも通じ合えるだろうといったことが、わかっているわけです。でも残念ながら、大きな不都合もまた発生しました。ぱっと見たところ「客観性が高い」分類表なので、若い世代の精神科医たちにとっては、これが自分の身を守る科学の盾みたいになってしまったのです。つまり、患者さんとの人間関係という臨床の基本が忘れられていったのです。

たとえば統合失調症の患者さんが僕に何か尋ねてきて、僕のなかに何らかの感情の動きを引き起こしたとしたら、それっていいことのはずなんです。なぜなら、そうやって僕はその病気のことを「主観的に」知ることができて、その人に合わせた治療ができるようになるわけですから。いえ、こういった考え方がすっかり過去のものになってしまわないといいのですが。そのあたりは僕もとても気がかりだったりします。

じつは以前、カリフォルニアの病院で働いていたことがあるのですが、そこはもう完全に「脳神経科学」重視の病院で、患者さんたちの扱いも明らかにひどかったのです。実験対象というか、人ではなく物のような扱いで……。当時の僕は「臨床重視の伝統が強いフランスではこんなことは絶対ありえない」と思っていたのですが、その自信もいまはだいぶぐらついてきました。ともかく僕がかかわる病院では、そういった傾向には反対するつもりです。

ですから、わたくしパトリック・ルモアンヌが思うに、

精神科医は役に立つものです。

なぜなら、誰が精神病で誰がそうでないかを知らせることができるからです。

カルテ4

酒は飲んでも飲まれるな

ジョゼフは五十八歳でしたが、それより十五歳は年をとっているように見えました。仕事を失い、奥さんには逃げられて、子どもにも口をきいてもらえません。唯一言葉を交わすことがあるのは、通っている食堂の主人と、近所の酔っぱらいたちだけでした。

いつから酒びたりになったかは、もう覚えていないと言います。最初に酔いつぶれたのが十三歳のときで、二回目は十四歳のとき。あとは数えていないそうです。フランス産のワインやコニャックが最高だ、あとはダメだねと言って笑います。

ジョゼフはこれまでに十回ほど禁酒の治療を受けましたが、いつも失敗でした。少なくとも二十回は精神科に入院させられ、救急で運び込まれた回数は数えきれません。当人は「三十回以上、それはたしかだね！」と言います。

今回ジョゼフは「振戦《しんせん》せん妄」という（手足の震えと妄言をともなう）重度のアルコール中毒患者として、僕のところに連れてこられました。一命は取りとめましたが、危ないところでした。ジョゼフは出し抜けにこう言ったものです。「今度こそわかった、もう酒はやめる、俺は本気だ」と。前回もまったく同じセリフを聞いた気がしました。ちっとも学習してません。僕は、「ジョゼフさん、僕はあなたを助けるためにここにいるのであって、悪化させるためじゃないんですよ。あなたの言うことを信じてると悪化させることになっちゃいますけどね」と言いました。

いまいち伝わっていないようだったので、僕はもう一度言いました。「あなたはいま、アルコール中毒という病気にかかっています。それで、他の患者さんと同じように、その症状が出ているんです。つまり、うそをつくようになってしまうんですよ。それが良いことだとか悪いことだとか、そういう話ではないんです。風邪を引いた人が熱を出したからって、お医者さんべつに怒らないじゃないですか。ともかくですね、僕はあなたの言うことを信じてませんから。だから、うそをついてもダメですからね」

ジョゼフはやっぱりわかっていないみたいでした。「ですからね、僕に信じてもらいたかったら、ちょっと時間も辛抱も必要なんですよ」と僕は念を押しました。そうしたらジョゼフは突如キレたのです。「何言ってるんだこのヤブ医者め！　こっちは酒をやめるっていう一大決心をしてるってのに、あんたのやってることは、こっちのやる気をそぐことじゃないかッ」。その翌日、ジョゼフは書類にサインして、あっさりうちの病院を去っていきました。

僕が言ったことは正しかったのでしょうか、それとも間違っていたのでしょうか。もっとやれることがあったはずなのに……。

その翌々日のことです、ジョゼフが酔いつぶれて救急外来に運ばれてきたのは。他の病院にしてくれとせがんだらしいのですが、救急車はそれを却下し、また僕のところに運び込まれたのでした。ジョゼフは僕を見て言いました。「今度こそわかった、もう酒はやめる、俺は本気だ」。「ジョゼフさん、僕はあなたを助けるためにここにいるのであって……」

ですから精神科医になるというのは、どこかこうした、積み上げて、また崩されて積み上げるといった、賽《さい》の河原のように同じことをえんえんくりかえす仕事を引き受けるということでもあるのです。終わりの日がはたしてやってくるのかどうか、それは誰にもわかりません。

5 こころの病気は存在しない？

こころの医学、霊魂《プシュケー》を治療する、精神をケアするといった考え方は、じつは西欧中心主義的な考え方です。つまり絶対に正しいとは限らない考え方なのであって、たとえば伝統的な中国の医者が聞いたら、常識はずれでばかげた議論だとばっさり斬られるのではないでしょうか。中国の古い医学では、体とこころ、身体と霊魂とは不可分で、魂をその乗り物たる身体から切り離してとらえることはできないと考えられていたからです。デカルトの物心二元論には、何か致命的な誤りでもあったのでしょうか。

読者のみなさんは、魂が実際に病気になると思いますか。ちょっと奇妙ですよね。形而上学的《けいじじょうがく》な考え方からすると、魂というのは永劫不滅《イモータル》です。つまり、もし魂の病気が存在するとしたら、天に召された者も地獄落ちの者も、みんなやや狂っているということになります――しかも永遠に。そんな不公平があっていいものでしょうか。どこか狂った天国には、おそらく頭に漏斗《ろうと》をかぶった天使たちが住んでいるんじゃないですかね。

アフリカでもアジアでも、ネイティブアメリカンやイヌイットの村でも、こころの調子が悪くなったときに医者を頼るというのは、なかなか出てこない発想だと思います。魂の不調は隠者《マラブー》や呪術師《ソーサラー》、シャーマンといった人びとの出番であって、医師たちは人間の心身両面を診るものとされていたわけですから。

では、精神病ははたして存在するのでしょうか。医学と哲学と社会学と人類学のちょうど境界あたりに位置するこの問題は、知識人たちに、ときには政治家たちに、あるいは一般市民たちにも、ふつふつと疑念を抱かせつづけてきました。こうして反精神医学という、かなり突拍子もない理論が生み出されていったのです。

反精神医学

一九六〇年代から七〇年代にかけて流行ったこの理論によれば、精神科医なんて、ちっとも何の役にも立たないものです。少なくとも「良いこと」のためには役立たないと言われていました。むしろ精神科医という連中は資本主義の手先であり、プロレタリアートを抑圧する道具である、他方で患者さんたちは貧者のなかの貧者である、そう考えられていたのです。
こういった反精神医学の主張は、僕の目には、田舎に引っ込んだ人がキャベツでも育てながら「この野菜たちはひとつも病気にならない」とおまじないを唱えている状況に近いように思えたりするのですが……。それでもいまから四十年ほど前、アメリカの精神科医だったトーマス・サスは、次のような言葉を残しています。

「概念としての精神病は、ひとつの神話である。特異かつ具体的な現象としての精神病は、ひとつの比喩である。言い換えれば、精神病とはある種のものの言い方であって、障害ではない。精神医学の実践とは、この言葉を使いながら何かをすることである。あるいは、この言葉を使う人たちを用いて（悪用して）、この言葉のほうに何か変化をもたらすことである。患者たちに対しては、精神医学は診断も病気治療もしていない*25」

ニューエイジと呼ばれたこの時代には、サイケデリックな幻覚性薬物が猛威を振るっておりまして、LSDやペヨートル、大麻でのトリップが流行していました。だからでしょうか、そういったドラッグを使わなくても自然と「狂気の世界」をのぞきこめる精神病患者たちは、どこかスーパーヒーローのように思われていたふしがあります。

以前にもちらっと登場したヴィナティエ精神病院のアンドレ・ルケ医師は、一九八〇年代にまるっきり態度を反転させて、「統合失調症の患者はわれわれに未来を示している。あれは二十一世紀の人間だ」と人前で語るようになりました。ルケ医師にとって、幻覚もちの人を治療して治してしまうというのは、どこかモーツァルトやゴッホ、アインシュタインを抹殺することに等しかったのです。こうした天才たちが狂気の世界に遊んでいたことはよく知られていますから。

そんなわけで、共産主義的な思想の影響を受けて育った、当時の若い世代の精神科医たちにとってみれば、精神医学はたんなる医学の一分野ではなかったのです。その人たち曰《いわ》く、白衣に身をつつんで医学の体裁《ていさい》をよそおってはいるが、精神医学というのはむしろ政治的なことや宗教的価値観までを含み込んだ、広い意味での社会制度なのだと。患者さんを苦しみから救うというよりは、患者さんたちの振る舞いで周囲の人びとに迷惑がかかるのを何とかするための道具なのだと。だからこそ、(強制入院、隔離病棟、拘束器具、拘束衣、革紐、薬物づけ、電気ショック、ロボトミー手術、患者をだます、独断的な指示などの)強制的な措置がしばしばとられるのであって、これは憲法および法治国家の精神に反するものであると――。こうした考え方はいまでも少し残っていて、フランス高等保健機構(HAS)の監督官たちが委任状か何かを作成するときに垣間見られたりします。監督官たちは、精神科医に向けて発せられた次の二つの法廷命令のあいだで、いつまでもふらふら揺れ動いているのです。

――ひとつ。精神科医は、市民の安全およびいわゆる公的秩序を守らねばならない。つまり精神疾患の患者が誰かに損害を与えたり、また自らに被害をもたらしたりするのを防がねばならない。仮に、うつ状態の患者が退院後に自殺した場合、あるいは躁状態の患者が退院後に殺人事件を起こした場合、担当だった精神科医は処罰の対象となる可能性がある。

――もうひとつ。精神科医は、あらゆる市民の自由な往来を邪魔だてする権利を有してはいない。それが精神疾患の患者でも同じことであり、その自由は憲法によって保障されている。したがって、精神病院ならびにその関連施設は開かれた状態にあるべきである。患者が散策のために外出しようとするたびに、医師に外出許可を仰がねばならないような事態はあってはならない。

もちろんここには矛盾が発生しているのですが、いい解決策のようなものは今日にいたるまで見つかっておりません。

フィレンツェのイゾロット地区にて

僕はこういう話題になったときに、いつも思い出す話があるのです。一九七〇年代くらいにリヨンで精神科医をやっていた人びとのあいだでは、いまだに語り草になっている話で、その世代はいまではもう引退していますけど、僕がむかし、うんざりするくらい何度も聞かされた話です。

その事件が起こったのは一九六九年四月、場所はイタリアのフィレンツェでした。ちょうどイタリアとフランスとカナダのケベック州の精神科医が合同でおこなう国際学会の、第三回大会が開かれたときのことだったそうです。このときに、「消化不良な毛沢東主義、反精神医学の英国風イタリアンソース添え、フロイト派マルクス主義からマルクーゼへ」[*26]といった思想にそまったリヨンの若い研修医たちが十数名、わざわざトスカナ地方までおもむいて、「裏会議」をやったらしいのです。要は、学会に参加できなかった連中が別口で集まったのでした。

その若い連中は、正式な学会で重んじられる形式主義や古風な美意識には満足せず、フィレンツェはアルノ川の右岸にあるイゾロット地区に集結しました。有名な、でも忘れられた地区です。イゾロット地区では以前、教区の主任司祭《キュレ》だった人物が（ちょっとド・ゴール主義的な思想をもっているという理由で）上司の司教さまから呼び出され、そのまま町の精神病院へと無理やり幽閉されるという事件が起こっていまして、それ以来この地区は、精神医学の横暴のシンボルとなっていたのでした。主任司祭がとらわれていたのはごく短い期間だったのですが、かわいそうなこの人は、その後教会を追われ、よその土地に出ていくことになったようです。怒った民衆はすぐに、もはやカトリック的とは呼べないミサを挙行する準備にとりかかりました。

教会でミサがおこなわれる毎週日曜日にあわせて、人びとはプレハブの建物に集まって「大規模な公開討論会」をおこないました。[*27]そうして世間にあらがい、共産主義革命とプロレタリア独裁が実現する「大いなる夕べ」の到来を待っていたのでした。

さて、事件のあったあの日、討論のテーマに選ばれていたのは精神医学でした。ポール・バルヴェが英雄としてたたえられ、何百というイタリア人が拍手喝采して、みんなでこの「精神病院をかこむ壁をぶちこわし、鉄格子をひっぺがし、拘束衣を焼き払った偉人」を祝福しました。夜になると一行は、メディチ家のリッカルディ宮殿の前に集結しました。そしてそのまま（公式なほうの）精神医学学会の、夜の総会になだれ込んでいったのです。

そこでリヨンの研修医のひとりが、マイクを手にしたかと思うと――「奪い取った」と言ったほうが正確ですが――熱い情熱の炎に燃えた、長ったらしい演説をぶちかましたのでした。まるで《フィレンツェの英雄にして宗教改革の先駆者》ジローラモ・サヴォナローラみたいだったそうです。部屋の奥のほうにかたまって座っていたイゾロット地区の住民グループのほうに無事マイクが返還される頃には、居合わせた精神科医たちはもうすっかりあっけにとられ、メデューサに睨まれたかのごとくかたまって、眉をひそめていたのでした。

ひとたび静寂がおとずれると、会場はまたたく間に阿鼻叫喚《あびきょうかん》の地獄絵図へと転じました。侮蔑の怒号が飛び交い、偉い先生たちが押し合いへしあいして、真面目な人びとはあたふたと会場を出ていきました。つまり議論を放棄したのです。こうして束の間のことでしたが、反精神医学の学徒たちがメディチ宮殿の絶対的支配者として君臨したのでした。時計の針は夜の十時を指しておりました。

この事件は翌朝の新聞で取り上げられました。イタリアの左派系新聞ウニタ紙は「政治的精神医学」への道が開かれたと絶賛し、バルヴェ先生は「人生でもっとも美しい日」とおっしゃいました。本物の学会のほうはと言えば、中断された総会の続きをおこなうこともなく、予定されていた刊行物も発行されず、そしてこのイタリア・フランス・カナダ合同の精神医学学会はその後、二度と開かれることはなかったと言います。

こういう半分悲劇的で半分喜劇的な英雄叙事詩は、悪漢《ピカレスク》小説とまでは言いませんが、絵になる小説の題材くらいにはなるかもしれません。タイトルは「反精神医学のドン・キホーテ、特権階級的なる精神医学の風車を倒す」あたりでしょうか。まあ、そんなことはさておき、忘れてはならない大事なことがありまして、それは反精神医学が投げかけた「本当の問い」についてなのです。反精神医学はその後の歴史において大きな影響力をもつようになりますが、それは人びとにいったいどのような波紋を投げかけたのでしょうか。

反精神医学は精神医学に何を迫ったのか、この問いに本当の意味で形をあたえたのは、デヴィッド・クーパー、アーロン・エスターソン、ロナルド・D・レインといったイギリスの精神科医たちだったように思います。

「一般的なイメージとして、狂気の典型とされているのは統合失調症である。意味不明な行動をとるが、そこにははっきりした動機がなく、またつねに周囲に暴力をふるう恐れがあるとか、正常な人びとのことを意に介さないと思われている。（中略）ただし同時に、患者は無力なところも見せる。患者は非論理的であって、ということは、これは論理的思考力の病気なのだと、少なくとも一般にはそう考えられている。しかしながら、もしかしたら、この一見したところ〈非―意味〉のかたまりにも見える荒野のなかに、〈意味あること〉の小さな種子を発見することができるかもしれないのだ。（中略）これまでほとんど議論されてこなかったことだが、患者は周囲に完全に服従しみずからの自由を放棄するか、それともその集団から外に出ていくか、どちらかを選ばなくてはならない。統合失調症患者になっていく人の大部分は、このジレンマに対してはっきりとした答えを見つけることができない。そして物事のなりゆき上、たいていは家族の意向というものに従うことになる。つまり、家族のもとを離れるのである。ただしその行き先は精神病院なのだが[*28]」

この記述を残したデヴィッド・クーパーは、幼児退行現象の重要性を強調しつつ、きわめてやっかいな症状であっても、患者に最後までつきあおうと呼びかけました[*29]。

これまで勉強したことは全部忘れて病院や施設から外に出なさい。精神医療がどんどん発達してきているとか、そういった幻想は捨てなさい。患者たちとともに生き、その日常を分かち合いなさい。精神医学を学ぶのではなく、患者そのものから学びなさい。患者たちはみずからのことをよく知っているし、それだけではなくわれわれのことまで非常によく知っているのだから——。

精神病院はもっと「病院的ではないもの」になるべきだ、クーパーはそう考えて、ある実験を試みました。いまや伝説として語り継がれているほどの実験です。何をやったかというと、統合失調症患者たちで構成される組織をつくったのです。場所はロンドン郊外にある大きな精神病院の第二十一病棟、時期は一九六二年から一九六六年にかけてでした。こうして、患者を一般社会から隔離しようとする「古い精神医学」の方法や実践は、みんなすっかり捨て去られ、ひっくり返されていったのです。

そういえば僕の研修医時代の友人のひとりは、よくこう言っていました。[*30]「パトリック君、本物の精神科医になりたかったら、まずは医学モデルそのものの大掃除が必要だぜ」。こういった考え方は、ややもすると人を（過激とは言いませんが）極端な行動に走らせます。自己の内面を極限まで追求し、その世界をのぞき込むのが重要だと主張して——そこで見える風景は地獄かもしれませんが——、何人かの反精神医学の医師たちは、向精神薬の使用を中止しました。精神に作用のある薬は、患者のこころを縛りつける化学的な拘束衣だと、批判の声が上がっていたのです。

反精神医学はこうした薬を、統合失調症患者たちから芸術的創造性を奪うものであり、ひいてはブルジョワの専横につらなるものだと主張しました。ですから向精神薬のたぐいは、電気ショックと同様、患者さんたちが神懸《かみが》かったようになって内面世界への旅に出るのを横から邪魔だてしてしまうとして、槍玉にあげられていたのです。

その結果何が起こったでしょうか。たとえばフランスのある精神病院にいた、ある重度の躁病患者は、まわりから抑止されることなく、また治療を受けることもなく、ただその自然発生的なサイケデリック体験の世界を最後まで存分に生きられるよう、放っておかれたのです。その人が大声で叫んだり、暴れたり、ときには暴力をふるうこともあったので、まわりの患者さんたちは迷惑をこうむっておりました。

そうしてある日、いらいらが頂点に達したまわりの患者さんたちは、ついにその人を部屋に閉じ込めて火を放ったのです――。その不幸な躁病患者は煙に巻かれて亡くなりました。このように、狂気の世界をのぞき込もうとしても、ルイス・キャロルが「不思議の国のアリス」で描いたような詩的な世界がいつも見られるとは限らないのです。むしろ、さまざまな悲劇が引き起こされたりするのです。

もうひとつ、狂気とは病める社会が生み出した症候にすぎないという考えに取り憑かれるとどうなるか、別の例を見てみましょう。一九八一年五月に、左派政党のフランス社会党が政権をとったときの話です。選挙後まもなく、当選した議員たちは「自殺研究」の部局に招かれました。どうせこの部局はなくすが、その前に訪れておこうという感じでした。そして、次のような質問を受けて驚いたそうです。

「あなた方は『われわれの着手する社会改革によって自殺者数はゼロになるはずだ』とおっしゃっているが、それはどういう意味で言っているのか」と……。社会党の議員たちは、人をかついでいたのでしょうか、それとも無邪気にそう信じていたのでしょうか。それはいまだにはっきりとはわかりませんが、いずれにせよこの時代に、反精神医学の思想が深く根強い影響力をもっていたことは、ここでもう一度確認できると思います。

ちなみにさきほどの議員たちは、やっぱりというか何というか、あの後すぐに失脚しました。ただ、あのスローガンをつくった張本人である政党そのもののほうは、あれから三十年たったいまでも健在で人気もあります。おかしな話ですが、世の中そういうものなのです。

反精神医学はアルプスを越えて

反精神医学がもっとも発達したのはイタリアでした。大きな社会運動が起こって、一九七八年にはイタリア国内の精神病院がすべて閉鎖されるまでになったのです。

こうした政治活動のリーダーは、フランコ・バザリアという精神科医でした。この人は一九六一年まではパドヴァの街の神経・精神科のクリニックで働いていたのですが、その時期に、現象学や実存主義の哲学に夢中になっていたようです。このあたりはバルヴェ先生とどこか似ています。それからゴリッィアの精神病院に移って、一九七一年に今度はトリエステに転勤になりましたが、「民主的精神医学」と呼ばれる動きが開花したのはそれから二年後のことでした。政治権力や労働組合の力に訴えかけることのできる「社会の力」たることを自認したこの運動は、インクの染みのようにじわじわ広がって、やがてイタリア全土で爆発することになります。

一九七四年のある晴れた日のことです。風変わりな「トロイの木馬」が（トリエステの木馬と言ったほうがいいかもしれません。語感がちょっと似ているのは偶然です）、精神病院の壁の外へと第一歩を踏み出しました。ちなみに精神病院はイタリア語で「マニコミオ」と言いますが、事の発端はマルコという名前の馬だったのです。市営精神病院でもう長いこと、雑用などで活躍していた馬でした。気性はおだやかで、働き者で、患者さんたちや看護師たちのあいだではちょっとしたアイドルだったようです。そのマルコが死んだときに、街の芸術家たちが集まってきて、患者さんたちにも手伝ってもらって、ボール紙で巨大な馬の人形をこしらえたわけです。カーニバルのときの山車《だし》みたいなものですかね。そうして患者さんたちもみんな参加して、この優しい青い馬といっしょに、わいわいと街中を行列して歩いたのでした。ただ、この企画を立てた人びとの頭にあったのは、象徴的なやり方で街を奪還し、文字どおり包囲することだったのです。

それからも、この巨大な青い馬の模型はヨーロッパ中をかけまわり、一九八三年の春にはパリの近代美術館ポンピドゥー・センターにも来ました。当時フランスでは精神病院への強制入院措

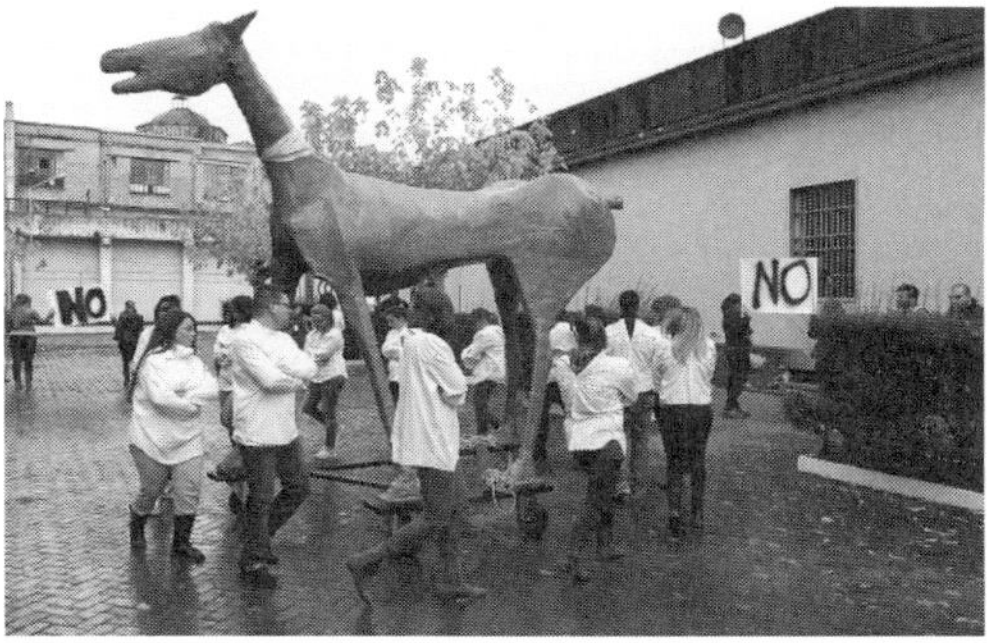

青い馬「マルコ」(イタリア・アヴァルサ、2013.11.19、
撮影：Marco Cantile、提供：Getty Images)

置などに対する問題関心が再び高まっていて、一九八一年には社会運動の団体が創設されたのですが、その団体は名前を「青い馬《シュヴァル・ブルー》」というのです。

さて、その頃フランコ・バザリア本人は、自分の勤めていた病院を手際よく骨抜きにしてしまう作業に専念していました。上下関係を壊し、スタッフ間の個人的な人間関係や患者さんたちとの関係を変容させ、そして毎日のように集会を開いて、多くの患者さんたちと日々の暮らしのさまざまなことについて話し合っていました。

これはいわば、精神医学の世界を拒否する集まりでした。精神病患者たちが一般市民よりも下に見られることのないよう、何か行動を起こそうという集会だったのです。そうした衝動のせいか、運動はだんだん過激なものになっていって、ついにはゴリツィア（トリエステのとなりです）の市営病院の精神科医たちが、みんなそろって辞職を表明するという事態にいたったのです。

イタリアでは一九〇四年にできた法律で、入院した精神病患者の処遇の仕方などが定められていたのですが、この精神科医たちは、いつまでもそんな古いものにしたがわないといけないような状況を拒否したのでした。司法や警察権力にはもう協力してやらないぞという、政治的な意味合いもありました。ところが、政府はあっさりこの辞表を受理しまして、代わりに古いタイプの精神科医たち、つまりおとなしく法律にしたがう者たちを送り込んだのです。こうしてゴリッツィアの一件は幕を閉じました。

イタリアのメディアはこの「ゴリッツィア事件」を取り上げて、当事者たちの真意を民衆に伝えます。精神医学にとって、仲間内で専門技術を向上させることも大切だが、一般社会と精神病患者たちとの関係を根本的に立て直すことはもっと大事であると。こうしてバザリア医師は、イタリア初の精神医療センターをつくって、ついにトリエステの精神病院を閉鎖させました。こうした措置が、慣習や法律にも大きな革命を起こしていきます。一九七八年にはイタリアの国会で、有名な第一八〇号法（通称バザリア法）が採決され、国内の（公立の）精神病院をすべて閉鎖することが決まったのでした。

とはいえ、残念ながらイタリアの精神科医たちが全員、トリエステほどの準備がととのっていたわけではありませんでした。多くの町では、それまで長いあいだ入院していた大勢の患者たちがいきなり路上に放り出され、浮浪者になったり、犯罪者になったりするといったことも起こりました。

　僕もいま職場の関係で定期的にイタリアに行かされているのですが、正直なところ、いろんな意味であまりに遅れていて、びっくりさせられることがあります。公立部門での監禁がほぼなくなったかと思ったら、今度は私立の施設のほうがむかしの監禁施設みたいになっていったのです。

　たとえば、僕はいまから二年ほど前に、イタリアの古い宮殿を改築して建てられたある巨大な私立病院に招かれたことがありますが、そこも建物は無駄に豪華《ごうか》絢爛《けんらん》なんですよ。十九世紀のネオ・ルネッサンス建築で、壁とか天井とかにはフレスコ画が描かれていたりするのです。でも、なかに住んでいるのは、ほとんどゾンビのようになってしまった患者さんたちなのです。パジャマを着せられ、床にじかに座って、（薬を過剰投与されているせいで）何だかぼうっとしていて、ゆらゆらと体を動かしたり、タバコを吸ったり、ふらふら歩きまわったり、それで毎日が過ぎていっているという状況でした。男女のセクションは別々で、一緒の部屋にいることはありません。患者さんはもちろん、医者や看護師の側もそうなのです！

　こんな光景は、フランスではここ三十年ほど見かけた記憶がありません。最初の考えは素晴らしいものだったのに、結果として出てきたものは意図したものとは真逆のものだったなんてことは、何をやるにしてもありうることですが、こうしてイタリアでは、公立の監禁施設が廃止されたらそれよりもっとひどい私立の監禁施設がつくられてしまったわけです。他の先進諸国では、もうこういうものは軒並み消滅しているはずなのですが。

イタリアの精神医学は、こうした「政治信条の行きすぎ」状態からまだ立ち直っておりません。統合失調症の、境界性パーソナリティ障害の、あるいはうつ病の患者さんたちにとって、治療を受けられる場所を見つけるのがきわめて難しいという地方や地域も、いまだに多いのです。

このような惨状を招いた原因ははっきりしています。反精神医学の主張の前提部分がそもそも誤っていたのです。つまり「精神病は存在しない、それは文化や環境が生み出したものにすぎない」という仮定が、最初から間違いだったのです。これほどの大間違いは他にあまりないでしょう。精神の病気はいつだって、いたるところに存在していましたし、おそらくこれからもそうありつづけるはずです。

インドネシア、中国、日本……。僕はこれまでに世界中の数多くの精神病院を見てきました。カナダやロシアやアメリカでは実際に働いていたこともあります。ジブチやチュニジアの病院にいたことも、ちょっとだけあります。イエメンでは患者さんたちが道端で杭につながれているのを目にしました。マリでも、ミャンマーでも、グァテマラでも見かけました……。

ということは、もう僕の結論はたったひとつです。とはいえ、歴史上もっとも偉大な精神科医のひとりであるエミール・クレペリンが、僕より百年以上前に同じことを言っていますが。それはつまり、たとえ異国にあって相手の言葉が一言も理解できなかったとしても、統合失調症の正しい診断を下すことは可能だ、ということなのです。これは言い換えると、体のほうにはっきり確認できる症状が出るということです。純粋に心理的な要因とか、社会的あるいは政治的な影響とはまったく関係のないところで、こうした体の症状が出るのです。

たしかに、文化的要因や社会的要因がかかわっている側面は否定できません。ある種の摂食障害とか、ストレス障害、不安障害、睡眠障害といったやや特異な病気の場合であれば、病気の性質からしても、文化や生活環境の影響というのは非常に大きいと思います。それでも精神病に関しては、やっぱりそれとは話が別なのです。たとえば統合失調症の場合、ひとつ確実に言えることは、その統計頻度が非常に安定しているということです。つまり文化や時代が違っても、あるいは政治体制がまるでちがっていても、その国の全人口中に占める患者の割合は、どこもほぼ一定で動かないのです。

躁うつ病、これは現在では双極性障害と呼ばれていますが、こちらについても同じことが言えます。統合失調症と双極性障害の二つは、どうやら遺伝的要因と強く結びついているようなのです。あまり夢のない話で恐縮ですが、この点はもう議論の余地がないほどはっきりわかっています。

にもかかわらずイタリア同様の悲劇の道を歩んだ国もありまして、それは中国でした。毛沢東の時代にやはり同じような理論が叫ばれていて、そこでは精神病患者というのは要するに『毛主席語録』の教えにしたがわない者を指していたのです。治療法はいたってシンプルなものでした。近所の人たちがみんなで列をなし、昼夜を問わず崇高な教えを読み上げて、「阿呆」と見なされた人の頭に教え込み、叩き込んでいくのです。こういう絶え間ない洗脳というかたちでの再教育は、当時ある程度有効だったようです。ただし中国はその代償として、あるものを失わなくてはなりませんでした。

それは、思想の自由です。

収容所群島——シベリア

政治色が強くなってしまった精神医学のもうひとつの例として、旧ソビエト連邦があげられます。当時、プロレタリア独裁に異議を唱える反体制派は、逸脱者だと考えられ、ひいては頭のおかしい精神病患者だと考えられたのです。その頃のソビエトの精神科医たちは、そうした存在をまず「精神鑑定」し、幽閉し、薬物治療をおこない、そして最後には「統合失調症（陰性症状）」というラベルを貼って、収容所《グラーグ》へと送り出しました。実際にはその人たちは政治的な敵対者にすぎなかったわけですが、精神科医たちはこの「患者たち」の症状をごていねいにも「おとなしくさせて」から、シベリア方面への二度と帰ることのない旅へと送り出したのだそうです。

この地獄のようなシステムを止めさせるために、世界精神医学協会は一九七七年、ハワイのホノルルで国際学会を開きます。議長を務めたのはフランスの精神科医にしてパリ第五大学教授、ピエール・ピショーでした。ロシアの精神科医師団はそこで名指しで非難され、また政治目的のために精神医学が悪用されないようにと、新たに国際委員会が組織されました。このことを受けて、ソ連の精神医学・神経学協会は一時的に世界精神医学協会を脱退し、一九八九年のアテネ会議を欠席することになります。

危機の時代にはこのように、精神科医たちは二つの極端な立場のあいだで揺れ動きながら、それぞれの立ち位置を探っていました。その両極端というのは、次の二つの全体主義的な考え方です。

一方の極にあったのはファシズムです。この場合、精神医学は精神病の存在を認めることになりますが、それは社会にとって無用の長物であると断じてしまうところに特徴があります。精神科医ヴァランタン・マニャンが展開した「変質《デジェネレッサンス》」の概念がその好例でしょう。「退化」という意味もあるこの概念は、アレクシス・カレル医師の手によって、またリヨンではアンテルム・ロシェ教授の手によってさらに発展させられました。次の恐ろしい引用は、ロシェ教授の言葉です。

「人間の寿命はかなり伸びてきており……結果として遺伝的欠陥や変質の数も増加した。要するに、弱肉強食の自然淘汰の原理が作用しなくなってしまったがゆえに、社会のくずのような人間が増えてしまったのである。このままでは人類という種《しゅ》そのものが退化する恐れもあり、これは社会全体にとって大きな重荷となっていくだろう。……では、これら変質者たちを、消滅させるとは言わぬまでも数を減らしていくにはどうしたらよいのだろうか。その原因の大部分が遺伝的要因にあることはわかっている[*31]」

もう一方の極にあったのは共産主義です。この立場からすれば、精神病は存在しないということになります。そこに存在するのは体制を転覆しようとする不届き者なのであって、排除されてしかるべきだと。そしてプロレタリア独裁に刃向かおうとする者はみんな精神錯乱を起こしているのであって、再教育あるいは永久追放が妥当であるということになるのです。

そのようなわけで当時の精神科医たちは、この両極端のあいだのどこかに、自分の取るべき立場を見出さなくてはならなかったのです。

まずは、全体主義的な政治権力の下僕となるしかないケースがありました。そうしてナチスドイツでは精神病患者が皆殺しにされるという事件が起こったわけですし、ソビエト連邦では精神科医が反体制派弾圧の片棒をかつがされることになったのです。

次に、(イタリアやアメリカのいくつかの州で起こったことですが）精神科医たちが反精神医学のような政治的イデオロギーの道具となって、精神も病気になりうるという明白な事実に目をつぶるケースもありました。そうしたイデオロギーは精神科医たちに、精神疾患や患者の苦しみについて生《なま》の現実をもっと知るべきだと訴えかけ、しかしながら結果的には、患者たちを道端に放り出すような法律に賛成票を投じさせたのです。さきほどとは別のかたちで、医師が社会的排除に加担したケースと言えるでしょう。

あるいは、イデオロギー的なものに逆らって、抵抗する人もいたと思います。どっちつかずの態度をとり、背中をまるめてことが過ぎ去るのを待った精神科医たちもいたでしょう。

危機の時代に精神科医になるというのは、たいへんなことなのです。

ですから、わたくしパトリック・ルモアンヌが思うに、

精神科医は既存の体制や価値観をひっくり返す上で役に立つものです。

なぜなら、精神病そのものがどこか体制転覆的だからです。

カルテ5

おかしな患者さん

クローヴィスは統合失調症でした。付け加えると「僕は全ロシアの初代皇帝にしてフランス大統領さ」と言っていました。

ところで、フランスの公立病院に医師として勤務する場合は病院臨床医（ＰＨ）の資格が必要なのですが、当時の精神科では臨床試験も受けてもらうことになっておりまして、受験者のみなさんにその機会を提供する役が、僕にもまわってきたりしていて……。まあ要するにですね、僕のところにいる本物の患者さんを、若い受験者の人たちに診断させるという試験を、年に一度くらいやっていたわけです。僕はなるべく長いこと入院していて、もし医者のタマゴたちが何かやらかしても動じないような患者さんたちを選んでいました。

クローヴィスは毎回、この「お祭り」によろこんで参加してくれていました。じつは一回僕が選ばなかった年があるんですけど、そうしたらその後何カ月かずっと機嫌が悪くて、ぶすっとしていたのを覚えています。今年もその季節が近づいてきて、クローヴィスが僕に（毎年恒例ですが）尋ねてきました。

「さあ先生、今回は何がいいですかね。妄想型の統合失調症、パラノイア、それとも破瓜型精神病にしときます？　どれでも好きなのを選んでください」

そしてクローヴィスはみごとそれになりきってみせるのでした。

自分は大統領であるという強迫観念からか、クローヴィスは自分の「同僚」たちの言動にはいつも気を配っていました。あるときなどは（あれは一九七四年の四月、大統領選挙の真っ最中のことでした）、笑いながらこう話しかけてくるのです。

「ミッテランは勝てませんよ！」

「なんで？」

「昨日、『勝利の兆《きざ》しが地平線の向こうに見えてきた』とか言ってたらしいんです」

「どういうこと？」

「だって地平線ってあくまで理念上の直線で、近づけば近づくほど逃げていくでしょ！」

談笑しているなかで、病院で助手をしていた女性だけがなぜか浮かない顔をしていました。どうやら何か馬鹿げた賭け事をしていて（ミッテランは僅差で敗れました）、クローヴィスに食事をおごる羽目になったらしいのです。仕方なくクローヴィスを病院近くの小さなレストランに連れていったその助手さんは、席につくとき場の空気をやわらげようと思ったのか、「お掛けください、大統領閣下」と言いました。するとクローヴィスはじろっとにらんで言ったそうです。

「ちょっと何言ってるんですか、ここ病院の外ですよ！」

というわけで、どうやら精神疾患とユーモアは両立可能みたいです。

6

家族関係がこころの病気を生む？

「家族、この憎むべきもの！」（アンドレ・ジッド――作家）

ジッド当人のことはさておき、人間というのは家族生活をいとなむ動物です。もちろん国や文化が変われば家族集団の構造などに大きな違いが出ますが、家族をもつという点は変わりありません。ですから、この人間の基本構成要素としての家族の問題に、精神科医たちが関心をもったとしても驚くにはあたらないでしょう。

反精神医学の内容には何度か大きな変更が加えられましたが、そのひとつはグレゴリー・ベイトソンと、カリフォルニア州パロアルトにある研究所「メンタル・リサーチ・インスティテュート」(通称MRI)によってもたらされたといえます。

話は一九五二年までさかのぼります。人類学者だったベイトソンはこの年、ロックフェラー財団から研究費をもらって、「コミュニケーションにおける抽象化のパラドックス」問題について研究を開始することになりました。ベイトソンは前々から、ある研究グループの例会に何度か顔を出していました。そこは、サイバネティックスというシステム工学的なことを中心テーマに据えつつも、さまざまな分野の人が集まっている感じの研究会でした。

ベイトソンは三人の若者に声をかけました。ひとりはコミュニケーション論の、もうひとりは人類学の、最後のひとりは精神医学の専門家でした。三人はそれぞれ、ユーモアについて、仏教の「禅」について、そして催眠療法について、熱心に研究を始めました。それを見たベイトソンは、「統合失調症患者のコミュニケーション」について研究してみることに決めました。一九五四年にはここにもうひとり、精神科医のロナルド・D・ジャクソンが仲間に加わります。その頃のジャクソンは「家族のホメオスタシス」という論文を発表したばかりでした。生理学者クロード・ベルナールの内的環境の理論や、ウォルター・B・キャノンのホメオスタシス概念を用いて、家族内のコミュニケーションの仕組みを解き明かそうとした論文でした。

一九五六年になって、ベイトソンたちの研究チームは「統合失調症の理論に向けて」という題名の論文を発表し、「ダブルバインド」という概念を提唱します。「二重拘束」とも呼ばれますが、この論文の主旨は、精神病はこころの病気というよりはむしろ家族の問題であって、その集団システム内部のコミュニケーショントラブルが、かたちを変えて表にあらわれているのではないか、といったものでした。家族内のコミュニケーションにゆがみが生じた状態で、その状況に適応しようとした結果、精神疾患があらわれるということです。

たとえばいま、ある家族のなかにひとり精神病患者がいたとしましょう。ところがその患者が治ったり、家族の外に出ていったりすると、代わりに家族のなかの別の人が精神病を発するようなケースが多く見られたのです。ベイトソンたちはこういう現象を解明しようとしたのでした。

実際の観察では、この現象はまず兄弟姉妹のあいだで見られました。患者がすっかり治ったり、家族から離れて暮らすようになったり、行方不明になってしまったり、そのあたりの事情はさまざまでしたが、とにかく患者だった人が家族のなかからいなくなると、主に兄弟姉妹のうちの誰かが、その人のいたポジションにすっぽり収まっていって、新たに発症するのです。まるで集団全体のバランスをとろうとするような、何か目に見えない力（ホメオスタシス）が働いていて、その力がどうしても生贄の山羊《スケープゴート》をひとり必要としているかのようでした。こうして、家族内の誰かひとりが患者でありつづける状況が生まれるのだと、ベイトソンたちは言いました。

従来の考え方をくつがえすこのダブルバインド理論の出現は、関連分野の専門家たちを驚愕《きょうがく》させ、その名は雷鳴のようにとどろきました。そしてまた「家族療法」に関する研究もこの頃から急激に伸びていきます。ケン・ローチ監督の一九七一年の映画に『ファミリーライフ』という作品がありますけど、これがまさに反精神医学やベイトソンたちの考えに着想をえた痛快な作品でした。それから一九七五年のマルコ・ベロッキオ監督の『怒り狂う者』、こちらはモノクロのドキュメンタリー映画なんですが、フランコ・バザリアがイタリアで成し遂げた改革以降の、精神病患者を社会へと戻していこうというプログラムがどうだったかを追ったものです。本当に淡々とした映画ですが、その割には人気が出ました。

いまでは先進国ならどこでも、この家族療法というのは心理療法の多くの学派に取り入れられています。ベイトソンたちのような集団システム論的なアプローチか、より精神分析に近いスタイルのものかといった違いはありますけど。

現在ではもう、精神の病気が存在するという事実を否定することはできません。疫学の分野でも神経生物学でも、あるいは遺伝学や免疫学のほうでも、客観的な証拠がたくさん発見されてきているからです。考えてみるとベイトソンたちの家族療法は、反精神医学と同じく、精神病は存在しないという間違った前提から出発していました。でも、たとえば「病的な家族から子どもを引き離して農村で育てよう」みたいな、過激な解決策を提案するようなことはけっしてなかったのです。家族に対しては逆に非常に好意的でした。苦しみを抱えているのは家族そのものだと考えて、それを援助していこうとしたのです。

ベイトソンたちの治療上の方針は、とてもきっちりしていて、なおかつ効果的なものでした。何かまずいことが起こっていても、両親を責め立てるようなことはありません。むしろ親たちを支え、導いていって、そして多くの場合それがよい結果につながったのです。それにもちろん、いまの家族療法では、精神病は存在しないとかそんなことは言いません。病気の数ある原因のひとつに家族関係があるので、そこをケアしていきましょうと言っているだけなのです。

いずれにせよ、これは実際に効果がある方法なので、そこは認めざるをえないでしょうね。

ですから、わたくしパトリック・ルモアンヌが思うに、精神科医はカップルや家族を治療する上でも役に立つものです。いや、暗礁に乗り上げたカップルの相談に乗るのは個人的にも好きですが。

カルテ6

家族、この愛すべきもの

入院してきたときのジャン＝リュックはちょうど十八歳でした。小さな村に住んでいたそうですが、ある夜、お兄さんが植えて、ていねいに育てていた苗木を、みんな引っこ抜いてしまったのです。根っこがぜんぶ天を指した状態になっていたとかいないとか。他にも、積んであった柴の束を道路に置いて、大事故を起こさせたりしたそうです。幸いけが人は出ませんでしたが。

幼少期の話を聞くと、マルセル・パニョルやエミール・ゾラの小説を思い出します。十一人きょうだいの末っ子だったジャン＝リュックは、四歳のときにある憲兵さんに引き取られ、家族のもとを離れたのです。このこころ優しい憲兵さんは、小さな子どもが昼も夜も地下室のテーブルにつながれて、犬のようにえさを与えられているのを、黙って見ていることができなかったのでした。両親は二人ともアルコール中毒で、「週にひと樽ではすまなかった」と言います。というわけでこの憲兵は、裁判所命令でジャン＝リュックが行政の託児施設にあずけられてしまう前に、なかば強引に連れ出したのでした。

十四歳になるまで憲兵のところに世話になったジャン＝リュックは、こう回想しています。「いろいろやったよ、あの人の小屋を焼いたし、自転車は二台こわした。金も盗んだね」

こうして十八歳で成年を迎えたジャン＝リュックは、これを機に村に戻り、両親に仕返しすることにしたのです。あれからというもの十人のきょうだいはみんな、殴られたり、食事を与えられなかったり、酔っ払った両親の夫婦げんかにおびえたりと、かつてのジャン＝リュックと同じ扱いを受けていました。それでも施設に移ったりした者は、ひとりもいませんでした。そうしていまでは、みんな就職していて、伴侶を見つけ、子どももだっているのです。いたって普通の人生なわけですよ。それで頭にきたジャン＝リュックは、お兄さんの木を引っこぬいて、病院に連れてこられたという流れです。

僕もジャン＝リュックにはかなり時間をかけました。この子の支えになれるだろう、更生できる可能性もあると、本気で信じていましたから。それで毎日のように会って話をしました。だんだんよくなっているように見えました。何か目立った才能があるわけではないけれど、こころ優しい子でした。ある種の魅力さえありました。

ところがある日、ジャン＝リュックは特別許可の一時外出中に、空き家に放火して逮捕されたのです。もういまから三十年くらい前の話になりますが、あれから三十年のあいだジャン＝リュックは精神病院と牢屋とを行ったり来たりしているのです。人生が台無しです。僕にとっても大きな失敗でした。

たとえ怖くても、意地悪でも、やっぱり親は親なのです。少なくとも今回の話では、施設にあずけられるより親元のほうがましだったのかもしれません。ジャン＝リュックはどこかに連れ出してくれだなんて、一度も頼んでいないのですから。

7 文化がこころの病気を生む？

僕らの生活スタイルが自殺率に影響を与えているという事実は、否定できないと思います。社会学の分野では、このことは一八九七年にエミール・デュルケームが『自殺論』を著して以来よく知られています。メディアの言うことを信じるなら、現在フランスでもっとも自殺が多いのは電話会社のフランス・テレコムだそうですが、政治的に左派寄りの人に言わせると、これは弱者に容赦ない自由競争の経済政策をとった、サルコジ大統領が悪いということになります。逆に右派寄りの人は、これは経済的不況のせいだと言います。どうみても両方に原因があるわけですが、僕が思うに、わたしたちの文化が急激に変化したからという要因もあるのではないでしょうか。

近年になって経済が一気に悪化したというのは事実です。しかし、では僕が就職した頃から「危機ではない時代」があっただろうかと考えてみますと、不思議とそんな記憶はないのです。いまは危機の時代だとつねに言われていて――ということは、これはひょっとしたら、一九八〇年代以降の（公共サービスでも民間企業のように質の高いサービスを追求しないといけないといった）「ニューパブリックマネジメント」の精神状態が、すっかり慢性化してしまったのではないでしょうか。あるいは、人びとが厳しい労働条件で働かされつづけているからこそ、危機という言葉についつい実感が湧いてしまうのでしょうか。

僕らが暮らしている社会は、実際には変化しつづけています。だから、人がある時代の社会構造に適応しても、次の時代の社会にさっと適応できないといったことが起こるのです。人類は、いまから何百万年も前に地上にあらわれて、それから集団生活を開始しました。チンパンジーやゴリラやヒヒの群れのイメージに近いような、そうですね、だいたい十人から三十人くらいの集団での移動生活ですね。現在でも、野生に近い状態で暮らしているいくつかの部族には、その頃の面影が残っていると言えます。人口が激減して消滅の危機にありますが、たとえばパプワ族、ピグミー族、サン族、ネネツ族、そして気のやさしいゾエ族の人びとがそうです。こうした人びとは、十八世紀ヨーロッパの古い言い方では、文明の害毒に染まっていない人びとという意味で「善き未開人《ボン・ソヴァージュ》」とも呼ばれておりました。いまではもう、トランジスタラジオはおろか、携帯電話やノートパソコンまで持っていたりしますが。

その一方で、近代以降の大都市の、どこか「非人間的」な生活のほうに目を転じてみると、これは一見非常に多くの人が集まっているように見えますが、その内実はじつは、多くの「村落」の集合体になっていると言えるのではないでしょうか。パリでもリヨンでも、マルセイユでもニューヨークでもそうです。たとえば芸術家たちのことを考えてみると、パリではモンマルトルの丘周辺に集まっています。リヨンではクロワルース地区に、マルセイユではルパニエ地区に、ニューヨークならグリニッジヴィレッジに固まっていて、そこである種の「村」を形成していたりするわけです。これは大都市であればどこでも起こる現象です。

ヨーロッパでは、人類の黎明《れいめい》から一九六〇年代にいたるまで、社会や会社企業のようなものも、ずっとこの「ムラ社会」的なイメージで動いていたと言えます。基本的に田舎っぽい世界で、作業場にいるのは最大でも数十人、工場《こうば》では社長も一緒に働いていて、みんな顔見知りであるという感じだったわけです。もちろん、目上の人の言うことにはしたがわないといけないといった家父長主義《パターナリズム》はそのうち限界を迎えるわけですが、そういったやり方にも少なくともひとつメリットがあって、それは人物確認《アイデンティファイ》が可能だということでした。つまり、お互いにどんな人物か知っている状態で一緒に働いていたのです。だからこそ、たとえば上司を尊敬したり憎んだりといったことも可能になっていたわけです。あるいは、上司のような人になりたいと自己同一視してみたり、逆にあんな風にはなりたくないと反面教師にしたりすることもできたわけです。

これとは対照的に、最近ではいろんな国籍の人が集まった職場がどんどん増えてきています。何十万人という従業員を抱える企業もめずらしくなくなりました。オフィスは「オープンスペース」化され、職場の人間関係がほとんどメールのやりとりだけになってしまうことさえあります。自分の雇い主がどの国の人かも、ひょっとしたらよくわからない状況で……。つまり、社長の顔を知っているのは経営陣や本部の人間だけで、一般の社員たちにとってそれはあまりに遠い存在になっているのです。本当にいるのかどうかさえわからないという意味では、ほとんど宇宙人ですよ。その人はどうやら「ゴールデンパラシュート」と呼ばれる高額な退職金に守られ、しかも運転手つきでヤシの木のある家に住んでいるらしいとなれば、これはもうほぼ空想上の生物ですよね。つまり、そんな状態では、社長を個人的に好きになるとか憎しみを抱くとかいったことは難しくなるわけです。

それでも一部の進んだ人たちは、こういう新しい社会状況にだんだんと自分を合わせていっているという感覚が、僕らのなかにあったりもします。たとえば現代人の多くは、アスファルトに咲く花みたいなものだと言えないでしょうか。大通りの排気ガスの匂いや、沿道のくたびれたプラタナス並木に愛着を覚え、田舎的なものを怖がる人たち。なぜって田舎は静かすぎて不安になるし、虫に襲われるし、動物の糞尿の匂いがするから……、そんな人が大多数ではないでしょうか。

ちょっと余談になりますが、ある理論によれば恐怖症《フォビア》というのは、人類が危険に適応してきたそのメカニズムからの帰結なのだそうです。たとえば「犬が怖い」という人が僕らのまわりにもときどきいますが、それは人間の祖先がオオカミを恐れていたことと関係があるというのです。同じことが暗所恐怖症にも、ヘビやネズミやクモといった小動物への恐怖にも当てはまるのだそうです。遠いむかしには、そうしたものはリアルに生命の危険と直結していたので、恐怖を感じることが生き延びることにつながったというわけですね。

それはさておき、現代を生きる僕らのなかには、二種類の人間性が同居しているように思います。ひとつはまだ半分田舎っぽい、職人気質《かたぎ》の人間性。もうひとつは都会っぽい、工業社会タイプの人間性です。こういう推移の途上に置かれたやや中途半端な状況が、いまの長く続く危機感や、あるいは暴力の源泉になっているのかもしれません。

職場の労働条件などを考える上でも、こういった点に気をつける必要があるのでしょう。ごく単純な例をあげると、勤務時間のことなどがそうです。僕も数年前に、産業医学関連のことで、ある大病院での調査に参加したことがありました。[*32] 手短かに説明しますと、二チームが八時間ずつ働くという「交替勤務」の仕事が、サボタージュや作業上のミス発生率などにどのくらい影響を与えているのか、あるいは勤務時間や勤務形態などの違いで人が攻撃的になったりしないだろうか、そういったことに関する調査でした。

わかりづらいのでもう少し補足しておきますと、そこの病院に勤めていた人のなかには、自分を朝型人間だと思っている人と、夜型人間だと思っている人、そしてとくにどちらとも思っていない人の三パターンがいまして、実験では、それぞれの苦手と思っているほうの時間帯で働いてもらったのです。たとえば、夜型の人が朝六時に出勤しなければならないことになったらどうなるか、あるいは朝型の人が午後二時から夜の十時まで働きつづけろと言われたら何が起こるかといったことです。

結果は、「はっきりとした連関が見られる」というものでした。自分のリズムを崩された人たちには、体の痛みを訴えたり、無断欠勤したり、車で事故を起こしたり、暴力をふるったりする傾向が見られたのです（ちなみにこの調査結果は、海の向こうのアメリカでは非常に大きな反響を呼びましたが、なぜかフランスではまったく評判になりませんでした）。一例を紹介しておきますと、朝の勤務に替えられたある夜型の看護師さんは、明日ちゃんと起きられるだろうかと思うと不安で眠れなくなってしまいました。それで結局、不眠のまま職場にやってこようとした矢先に、沿道のプラタナスの木に車で突っ込んでしまったのです。他にも、本人の個人的な生活リズムが労働時間のリズムによってかき乱されたがゆえに、はっきりと悪い影響が出たケースが数多く見られました。

そこで解決策として「フレックスタイム制」を導入し、看護師たちに好きな時間帯に働いてもらってはどうかということになりまして、次のようなアンケートが配られました。「もし選べるとしたら、あなたはずっと早番で働きたいですか。それともずっと遅番がいいですか。あるいは交替制のままでよいですか」。結果は、三分の一が早番を希望する、三分の一が遅番を希望する、残りの三分の一がこのままでよいとのことでした。病院の人事部長は両手をこすり合わせて言いました。「なんだ、簡単なことじゃないか！」

——ここでフランスの公立病院が、他の企業とくらべて国内最高クラスの無断欠勤率を誇っていることに、読者のみなさんの注意を喚起しておきたいと思います。とりわけ精神病院ではその数値はさらに上昇し、じつは調査がおこなわれたその病院は、精神病院のなかでもナンバーワンだったのでした。言い換えると、この病院は他のフランス企業とくらべても、欠勤者の数が圧倒的に多かったということです。ということでこの一件は人事部長にとって、労働条件を見直して出勤率を上げるための大きなチャンスだったのでした。

さてこうして、この病院にもフレックスタイム制を導入してはどうかという提案がなされたわけですが、なんとこの案はすぐさま却下されることになりました。職員組合と医師たちが両方とも難色を示したからです。

どうしてこうなったのでしょうか。一言で言えば反対理由は「既得権益《きとくけんえき》」と「フランスの伝統」の二つでした。まずこの病院の職員組合は、上から何か指示が降ってきたときにはとりあえず反対するという慣習がありました。だから組合は、ある意味自分たちの伝統を守ったのです。その一方で医師たちの言い分は少し違っており、「医師と看護師はチームとして動いているのだから、お互いよく知っていて、定期的に顔を合わせている関係が好ましい。それが患者さんのためにもなる。患者さんにどういう治療がおこなわれることになったか、全員が把握しているのが肝要であって、だから患者さんの回診や面談のときには看護師にも立ち会ってもらいたい」というのがその反対理由でした。

人事部長はこう提案しました。「では、時間をずらしてもらって、たとえば毎月第二週と第四週には午前に回診をおこない、奇数週は午後にするというのはどうですか」。そうしたら抗議の嵐が起こりました。「回診は午前と決まっているでしょう！」――そう、フランスでは十九世紀以来ずっと、医師が甲斐甲斐しく動きまわるのは午前中だったのです。古い時代の医師は、午前中に貧しい人たちを無償で診察してまわり、午後は診察室に座ってお金持ちの患者さんを診ることで自分の生計を立てるという、そういう風習があったのでした。

勝ち目がなさそうなことを悟った人事部長は、それでも少し食い下がってみました。「みなさんずっと病院にいらっしゃるのだから、回診と外来診察を隔週で入れ替えたって別に問題ないでしょうに……」。それでも医師たちは、憐れむような穏やかな微笑を浮かべるだけだったといいます。フレックスタイム制の話はそこで立ち消えになったのでした。残念なことだと思いませんか？

僕は睡眠障害の専門家でもあるので、老人ホームに行くことがよくあります。いまは名前が変わって、ＥＨＰＡＤ（介護の必要な高齢者のための住居施設）と呼ばれている施設です。賃金をもらって働いている人たちの労働契約の関係上、そうした施設にいる高齢者たちは夕方の六時か六時半には夕食をとり、だいたい七時半頃にはもうベッドに入るという生活になっています。

そうなると寝つきの早い人は、夜中の二時か三時にはもう目が覚めてしまうんですよね。ベッドから起き上がり、部屋を抜け出し、介護の人を呼び、そうしてひとりで不安になって、ものを散らかしたりするのです。これは、夜型の人が自分のリズムを狂わされるから起こってくることなのですが、そのせいでまわりの住人たちのリズムも狂ってしまいます。

こうして夜中に起き出してしまう高齢者たちには「睡眠薬」が渡されることになりますが、たいていは手遅れです。なぜかというと、朝になっても薬が抜け切らなくて、結局一日中うつらうつら寝ていることが多いからです。それで時刻通りの生活にうまく合わせられず、日光をたっぷり浴びて体内時計が修正されることもなく、つまりは「昼夜逆転」の状態になって、だんだんと心身ともに調子を崩していってしまうのです。それ以前に、睡眠薬の影響で転んで足を骨折してしまうようなケースもありますが。

こういう悲惨な状況が一度ならず繰り返されるのは、もはやシステム上の欠陥と言わざるをえません。つまり、被雇用者（なんて不愉快な言葉でしょう！）の側がいつだって企業の命じるとおりの生活リズムに合わせなくてはならず、その逆にはけっしてならないところに問題があるのです。新入社員たちに生理学や心理学や社会学のセミナーを受けさせる企業はほとんどありませんが、本来は一人ひとりの希望に合わせて勤務時間をずらしたり、オープンな部署か仲間内だけの部署かを自分で選べたりするのが好ましいはずなのです。

いずれにせよ、こういった「環境を自分でコントロールしているという感覚」——人の成長にはある程度の負荷が必要だということで、これを「よいストレス」と呼ぶ人もあります——は、人を元気にしてくれるものです。社員たちの気分も晴れて、欠勤も減って、会社全体での生産性も上がっていくことでしょう。

ところが残念なことに、フランスはヨーロッパのなかでは、労働者と会社経営陣のあいだの対話がもっとも少なく、労働災害がもっとも多い国なのです。いったいどうなっているのでしょうか。フランス国立学術研究センターのダニエル・リナール教授がおこなった意識調査によれば、ヨーロッパの他の国々では「仕事」はそれほど大きな関心事ではないそうです。[*33]むしろ名誉や自尊心を高めてくれるものという認識だというのです。ニコラ・サルコジがフランス大統領に当選したときのスローガンが「もっと働いてもっと稼ごう」だったのとは対照的に、他の国々では仕事のことよりも、家族とか休暇とか、どちらかといえば「家庭」のことのほうが大事に思われているようです。ひょっとしたらフランスでは、失業者であること以外にも、年金生活者や専業主婦であることまでが、(定職に就いていないという意味で) 何か不名誉なことと思われているのかもしれません。

仕事についてもう少し考えてみると、たいていの職種には職業倫理のようなものがあって、これはときどき企業の利益追求とぶつかり合うことがあります。収益の高さと品質の高さはつねに一致するとは限りませんからね。他にもフランスでは、以前にくらべれば職員組合も力を失っていますし、資本家対労働者というかつての階級闘争の図式も見られなくなっています。「栄光の三十年」と呼ばれた第二次大戦後の好況期(一九四五~一九七五年)あたりでは、共産主義も政治の重要な一部分を担っていて、貧しい労働者たちがこぞって集会やデモ行進に参加したものでした。それこそみんなで一緒に、力を合わせて戦っていたのです。

ところが、いまでは労働災害のかたち自体がすっかり変わって、ハラスメントなどの心理的なものがずいぶん多くなりました。かつてのような(たとえば炭鉱事故での怪我のような)身体的な労災とはタイプが違ってきていますし、いまでは戦いも一人きりになりがちです。

ですからフランスの被雇用者たちは、嫌がらせを受けてもそれをなかなか表明できないといった、ややこしい葛藤を抱えた状況に置かれているのです。だからおかしな振る舞いをしてしまったり、心身の不調を訴えたり、ときには自殺してしまったりということが起こってくるのです。

では、どうしてフランスではこういった特殊な状況が生まれてしまったのでしょうか。ひとつには、数々の大聖堂を建造してきたような、数百年にわたる職人気質の伝統があると思います。また、権利あるところには義務も発生するというフランス革命の精神も、どこか遠因になっているのではないかと思われます。これがアメリカやイギリスの伝統的な考え方だと、逆に仕事は仕事と割り切っているふしがあります。「上司の要求さえクリアしていれば、それで十分立派なプロなのであって、それ以上気をつかう理由はどこにもない」と。こういう割り切った態度はいかにもアメリカ的な気がします。

仕事を何か神聖なものと考えるこうした態度は、ややもすると宗教的信仰に近いと言えましょう。エコロジー論者がときどき極端な自然回帰に走ってしまうのと一緒です。作家エリザベート・バダンテールがいみじくも語ったように、いまフランスでは、仕事への強いこだわりが原因で病気になる人がかなりの数にのぼっていて、そうして（僕もそのひとりである）精神科医の世話になっていたりするのです。[*34]

ところで、認知行動療法をおこなう精神科医は、ほとんどスポーツのコーチみたいになっていることも多いのですが、それは本当に精神科医の役目なんでしょうか。まあ、それはまた別の問題なのでしょうね。

ですから、わたくしパトリック・ルモアンヌが思うに、精神科医は企業や経営者にアドバイスできるという点でも役に立ちます。

カルテ7

灼熱のうつ病

もう定年退職後の身ではありましたが、ジゼルは若々しく優秀な歴史家でありつづけていました。一年のうち八カ月は活動的で生き生きしており、まるで太陽の光のような、本当にチャーミングな女性なのです。地域の会合やチャリティーイベントには必ず顔を出し、ご近所さんとの旅行にもばんばん出かけていました。他にも養護施設のおばあちゃんたちを訪ね、ホームレスの人たちへの炊き出しに参加するなど、まさに俗世に舞い降りた聖女だったわけです。

ところがです、ここ十年ほどのあいだ、ジゼルは夏になると魂が抜けたようになってしまい、ベッドにもぐって涙が枯れるまでさめざめと泣きつづけているのでした。夏場の四カ月は、ジゼルは誰にも会いません。穏やかな微笑も消えて、ほとんど何も食べなくなるのです。食べるにしても甘いお菓子くらいで、お風呂にも入らなくなって、「疲れた」と「何もしたくない」しか言わなくなるのでした。

治療にあたった僕はこの五年間、ありとあらゆる手を尽くしたと思うのですが、夏のあいだだけあらわれるこのうつ症状には、ちっとも改善のきざしが見えませんでした。よっぽど何か毒物でも盛られていないか、あるいは体のどこかが悪いのではないかと疑って、ジゼルに何度も聞いてみたのですが、本人はとくにないと言うのです。

もう何度目かわかりませんが、今年も同じ質問をしました。「夏場だけ何か特別なお薬とか飲んでないですか?」ジゼルの答えはいつもどおりでした。「いえぜんぜん。ただ、暑さで顔がほてって仕方ないときに飲むものはありますけど。あんまりひどいから産婦人科の先生が『気休めだけど』って言ってくれたの」

僕はその薬を見せてくれと頼みました。それでわかったのですが、その「気休めの薬」というのが登録商標「アグレアル」で、つまり向精神作用のある薬だったのです。顔のほてりに効果があるということで、以前はよく使われていた薬ですが、問題が見つかって数年前から販売禁止になっていた薬品でした。

次の瞬間、僕は思わず舞台俳優のようなオーバーアクションで、その犯罪的な薬をゴミ箱に投げ捨てていました。そしてジゼルに「これでこの夏は大丈夫です!」と言いました。
ジゼルはそれからというもの、うつ症状を発しておりません。

8 精神分析は役に立つのか？

いまだによくわからないのですが、精神科医や心理学者たちはいつからこんな、何かの教義にすがる信者みたいになったのでしょうか。何か新しい宗教……じゃなかった、何か新しい「理論」が出てくるたびに、これでようやく神の《真理》に到達したと言わんばかり、従来の理論を否定しようとする動きが見られるのですが、これっていったい何なのでしょう。

古くはハーネマンのホメオパシー理論とか、フロイトの精神分析理論とか、スキナーとパブロフの行動主義心理学などが代表例としてあげられますが、もっと他にもあります。ちなみにこれは生物学者、遺伝学者、薬学者、システムエンジニア、ゲシュタルト心理学者のあいだでもそうです。かのカトリック教会でさえ、いくつかの宗派に分かれているのですから。たとえば精神分析のフロイト派、ラカン派、クライン派といった学派は、どれも出現するや否や、われわれこそが正典《カノン》であると主張してやまず、互いにこき下ろしあい、破門しあってきました。同じように薬学の分野でも、正統派を自負する薬学者たちは、幻覚性ドラッグに秘められた治療効果に目をつけて研究を始めた人たちを、激しく非難してきました。

最近でもそうです。僕はこのあいだ、労働災害のことについてある学会で発表してきましたが、こころの症状と体の症状が併発するという心身合併症の話をするときに、例としてちょっとネズミの話を出したのです。ストレスをかけられた実験用ラットがどうなるかという話でした。そうしたら近くにいた女医さんが、軽蔑と同情が混じったような目でじろじろこっちを見るのです。

その人は完全にジャック・ラカンの精神分析理論の信者で、僕にこう言ったのです。「人間の話とネズミの話はまったく比較にならないですよね。だって動物が『鏡像段階』に至ることはないし、みずからの構造化された欲望に『意味《サン》＝方向《ス》』を与えることもできないのだから」。みなさんも何を言っているかわからないと思いますが、ラカン派の人の言葉はこんな感じなのです。こういうことを言われたら、どういう風に返事したらいいのでしょう。おそらく何も言わないのが正解です（反論するのは非常に骨の折れることなので）。

ユダヤ教、キリスト教、イスラム教のように、宗教的信仰の中心に一冊の聖典が置かれているような場合、信者たちは自分たちだけが絶対の《真理》を握っているのだと、思い込んでしまったりします。そうなると残りの人たちはみんな、邪教の信徒か異端の輩《やから》かということになってしまうのです。その教義《ドグマ》は信者たちにとって絶対です。なぜなら聖典には神の言葉そのものが書かれているからです。となると、それについて議論することも異議を唱えることも、「神に対する冒瀆だ」ということで不可能になってしまうわけです。

こういった状況がさきほどの三つの一神教を、他のたとえば仏教や自然崇拝《アニミズム》などとはかなり違った性質のものに変えてしまったのです。多神教では、自分たちだけが正しいみたいな独り善《ひとよ》がりな状態におちいることはないですし、人生を悩んでいる人にもむしろ複数の方向性を示してくれるはずです。それに、強引な布教や勧誘もありませんよね。

医学のほうに視線を転じてみれば、こういった教義は枚挙に暇《いとま》がありません。なかでも最悪だったのはおそらく「四体液説」でしょう。紀元前、古代ギリシャの医者たちは、人間が病気になるのは四つの体液——血液、胆汁《たんじゅう》、黒胆汁《こくたんじゅう》、粘液——のバランスが崩れるからだと考えていましたが、この考えにヨーロッパは軽く二千年以上は取り憑かれていたのです。ここを源流として数々の誤った理論が生み出され、おかげで西洋医学の発達は大幅に遅れて、救えるかもしれなかった多くの命が失われたことになります。

ところがこの四体液説は、中世にはキリスト教会の後ろ盾を得て、異議をはさむことのできない絶対の学説へと変貌を遂げました。疑問を抱いた者は処刑台へと送られたのです。パラケルススやラブレーといった人たちは、ばれないよう慎重に言葉を選びながら、この学説への批判を試みておりました。

さて、精神医学はどうだったかといえば、その歴史を振り返ってみると、これは世界中たいていどこでも、精神疾患の原因は主に心理面にあるのだという考え方と、身体の側に原因があるのだという考え方が、交互に力をもつといったことがくりかえされてきたようです。

たとえば、誰かが精神錯乱やヒステリー発作を起こしたら、一方では何か精神的あるいは霊的な要因が疑われてきたわけです。古代なら「これは悪魔が憑いたのだ」とか、中世なら「異端派に呪いをかけられたのだ」とか、あるいは近代以降であれば、本人の演技にすぎないとか「エディプス・コンプレックス」のせいだとか、ともかくいろんな説明がなされてきました。でもそれと同時に、他方では外科的あるいは生物学的な発想から、医者が手で触れられるもの、数値として把握しやすいもの、そして病巣を特定できるようなタイプのものに発作の原因を求めようとする立場も、古くから存在していました。

ちなみに心因の場合、治療法はどうなるかというと、悪魔祓《ばら》いの儀式や催眠術、激しい踊りやトランス状態、集団もしくは個人での祈禱、絶食療法、精神分析などといったものになってきます。これに対して器質因の場合は、薬草による治療やショック療法、あるいは外科手術といった方法がとられることになるわけです。たとえば中世ヨーロッパでは、患者さんの頭蓋骨を切開して、頭から「愚者の石」を取り出そうとする手術もおこなわれていました。

心因と器質因というこの二つの仮説の対立は、精神医学にさまざまな理論が登場する十九世紀以降、さらに激しくなっていきます。器質因の系統からは、精神病が子孫に遺伝するという「変質《デジェネレッサンス》」理論に続き、化学療法や電気ショック療法があらわれました。脳外科手術《ロボトミー》のことも忘れるべきではありません。他方で心因論の側にも、精神分析、認知行動療法、反精神医学、家族療法といった、多彩な理論やアプローチ方法が出てきます。こころの病気に関する遺伝的影響の話になると、小児精神科医たちと精神分析家たちで意見が真っ二つに分かれるようなことはよくあることでして、学会でもその人たちだけいつまでも部屋から出てこずに議論を続けていたりします。ときにはこうした対立が、激しい憎しみを生んでしまうことすらあるのです。

観点の違い

こうした理論はすべて、すっかり間違っているというわけでもなければ、全面的に正しいわけでもなかったりします。違う角度から光を当てれば、当然見えるものも違ってくるというだけのことなのです。そして、はっきりした反証が出てこなければの話ですが、なるべく多くの角度から光を当てたほうが、その対象の姿をしっかり把握できるようになるわけです。そうして現在では、統合失調症と双極性障害の両方を説明できるような、新しい統合理論がつくられようとしているところで、たとえば統合失調症の発生に関しても、つぎのようないくつかの原因が指摘されています。

・遺伝的な脆弱性《ぜいじゃくせい》。統合失調症を引き起こす遺伝子のようなものが存在するわけではないが、ある遺伝子群は個人を傷つきやすい存在にする
・子宮内および分娩時の外傷（母親からのウイルス感染、あるいは難産によるもの）
・厳しい養育環境での成長（家族内コミュニケーションの問題）
・幼児期のトラウマ体験の影響

ですから、ウイルス免疫学から精神分析に至るまで、認知行動療法であれ、生物学理論であれ、家族システム論であれ、どのアプローチもみんなそれぞれが的確な指摘をしているはずなのです。

天啓の宗教

とはいえ、まるで神から啓示を受けたかのように振る舞っている理論もありまして、僕が思うにその双璧《そうへき》は、ホメオパシー理論と精神分析理論です。ここではモーゼ、キリスト、ムハンマドといった人びとの代わりに、ハーネマンとフロイトが登場することになります。つまりホメオパ

シーにおいても精神分析においても、まずは理論をつくった父なる創始者がいて、その人物は預言者のように思われている。それから、創始者の書いた聖典が残されており、その内容は神聖不可侵であって、本当かどうか誰も疑ってはいけないという、そういった状態になっているわけです。いずれにおいても信奉者たちは、ちょっとでも異議をとなえる者を公然と侮辱する傾向があります。

精神分析だと、よく使われるのは「抵抗」という言葉でしょうか。これは「無意識のトラウマと向き合うことには苦痛がともなうため、患者は治療が進むのを無意識的に嫌がる」といった意味合いの専門用語なのですが、僕もこれまでの人生のなかで何度これを聞かされたかわかりません。「おやおや、かわいそうなパトリック君、まだ精神分析を受けてないんだって？　それは君の『抵抗』が強すぎるからじゃないかな」。精神分析家をやっている他の友人たちも、同情するような顔をして同じことを言います。ときには憐れむような表情でもっときついことを言われることもあります。

もしもこの本の編集者が、僕じゃなくて誰か他の精神科医、たとえばかの有名なジークムント・フロイト博士[*35]に「先生、精神科医って何の役に立つんでしょうか」と尋ねてみたとしたら、つぎのような答えが返ってくるに違いありません。「精神科医というのはみずからに精神分析をほどこし、また人びとを精神分析するのに役立つものなのです」。すいませんちょっと大げさだったかもしれませんけど、あながちはずれてもいないと思います。

　もちろんフロイトの時代から時間がたって、精神分析もかつてほどの勢いを失ってはいます。ただフランスで精神分析のリバイバルが起こった一九七〇年代や八〇年代には、その誘惑に負けずに距離をとっているのは本当にたいへんなことだったのです。フロイトやラカンの理論にかぶれた友人たちは「君は不幸《マレール》なやつだが、そこまで感じ悪い《マッレール》やつでもないさ！」とか言ってあからさまにばかにしてきますし、そういうのに耐えるのもたいへんでした。

　精神分析にはそもそも最初から、ソクラテス的な対話の現代バージョンといったおもむきがありました。もっともソクラテスは寝そべって弟子たちと語り、フロイトは患者さんを寝そべらせてその話を聞くといった違いはありましたが。つまり、先生が弟子に教えるといったスタイルではなく、あくまで対話を通じて、それぞれが自分自身で答えを見つけていくわけですね。

　他には、よく知られた「一日に何百回も手を洗ってしまう」ような症状の裏にかくされた幻想《ファンタスム》を、表に出させることも重要な仕事のひとつでした。ごく幼い頃に何か性的な問題を抱えていて、それがいまだ未解決であるがゆえに、そして抑圧の力があまりに大きいがゆえに、現在のコンプレックスや神経症、心的葛藤といったものが生み出されているのだという考え方です。

　しかし、精神分析には（精神分析家には、と言ったほうがいいかもしれませんが）非常に大きな問題点があって、それは仲間たちからの批判以外は受けつけたがらないという点なのです。精神科医であれ哲学者であれ、歴史家であれ一般人であれ、ともかく精神分析家ではない人がちょっとでも意見しようとすると、だいたいつぎの二つのうちどちらかのパターンで、有無を言わせずただちに撃墜されてしまうのです。

――「君は自分で体験したこともないくせに、精神分析のことを語るべきではない。精神分析というのは、やったことがある人しかわからない、言葉では伝えられないものなのだ」

――「君が精神分析を批判するのは、君自身の無意識の『抵抗』によるものだよ」。もっとはっきり言うと、「一回精神分析を受けてこい、話はその後だ」

こういう態度は、話を堂々めぐりさせてしまったり、せっかくの議論をその場で打ち切らせてしまったりします。だからいつまでも「精神分析は何に役立っているのか、科学的な妥当性はあるのか」といった、根本的な問いに取り組むことができないのです。フロイトもこうやって患者さんたちの反論を封じこんできたんじゃないかと、僕なんかはいぶかしんでしまうんですけどね。つまり、フロイトが与えた解釈に患者さんが賛成したときには、その解釈が正しかったということになりますが、逆に患者さんが反論してきたときには、患者さん側に無意識の「抵抗」が働いているのだということにされていくということです。どんなときでもフロイト先生が正しいと。

いや、これはちょっと僕が勝手に思っていることなのですが、精神分析家と「討論者」たちに集まってもらって、一度冷静な議論をやったらいいと思うんですよ。反対派ではなくて、あくまで精神分析についてフェアに討論できる人たちを呼ぶのです（僕も反対派ではありません）。参加者にはつぎの二つの考えに共感してくれる人を選びます。

――第一に、精神分析家は、自分たちの技法が（「抵抗」という神経症的な問題からではなく、正常な批判精神の持ち主によって）疑問視されうるという事実を受け入れるべきである。

――第二に、出された批判はしっかり受け止めて議論すべきである。あまつさえ感情的になって罵声を浴びせながらその場を出ていくようなことがあってはならない。とくに二〇〇五年九月に発表され、精神分析の実際の治療効果を検証した告発の書、『精神分析黒書』[*36]は注目に値《あたい》する。その内容はたしかに一部誇張された箇所を含んではいるが、この書物が綿密な調査と検討の上に書かれたことに変わりはない。精神分析の有効性をめぐるこの問題は、メディアで一時騒ぎ立てられて終わるのではなく、さらなる意識調査と公開討論をおこなって、引き続き議論されるべきだろう。

いままでの議論がいかに不毛なものだったかご理解いただくために、いまちょっと出てきた

『精神分析黒書』という告発本が刊行された直後の、精神分析家からのリアクションをご覧いただきましょう。たとえば、パリ精神分析協会のベルナール・ブリュセ氏は、二〇〇五年十二月につぎのように述べました。

「あの『精神分析黒書』は精神分析に敵意をむき出しにしていますが、それは心情的にはよく理解できます。古風な精神分析家（あるいはそう自認する人たち）は、自己分析の失敗、職業キャリアにおける挫折、最初の実地経験でのミスといったものの痛手から、いまだに立ち直れないでいるのですから。むかしのことを理想視して、永遠のあこがれを抱いてしまったとしても無理はないでしょう。ただ、あの本の著者たちは、自分たちの失望や嘆きの原因を探ろうとしたわけではなく、むしろ負い目のある自分たちの過去を清算し、精神分析家あるいは精神分析そのものに負債を返そうとしているのではないかと思うのです。だからこそ、人生をかけてとまでは言いませんが、少なくとも大学での授業や論文執筆を通じて、精神分析とは正反対の、認知行動療法のようなメソッドの研究に没頭しているのでしょう。（中略）『精神分析黒書』の出版のきっかけはあきらかに、厚生省ホームページで公開されていたある報告書が、大臣の指示で撤回させられたことへの反感でした。[*37] それはたしかに批判されて然るべきことですが、ただ、この本を大学の教科書として売り出して、新学期に収益を上げようという出版社側の思惑もあったでしょうね」

つまり、ここで言われているのは「かわいそうに、あなた方は何かに挫折して、それでこんな本を書くまでになってしまったんですね」という乱暴な解釈と、金儲け主義への当てこすりなのであって、これでは最初からまともな議論になりようもないわけです。もしこれが医学の分野であれば、こういう非常に偏ったものの見方はありえないというか、あってはならないことです。

精神医学にしても、分野としての性質上、多くの複合要因を考えなくてはなりませんので、精神科医たち全員で見解が一致していないとダメだなんてことはありません。よい精神科医になるためには、まずは腕のよい臨床医であることが求められます。つまり高い共感能力をもち、十分に他者の気持ちを考えられる人でなくてはならないのです。

つぎに、近年めざましい発展を見せている脳神経科学の知識にもくわしくないといけません。動物行動学や人類学の知識も大切です。なぜならアフリカの人とアジアの人に同じ治療法が有効だとは限らないわけですし、アルザス地方の人とブルトン地方の人、キリスト教信者とイスラム教信者とユダヤ教信者に、もしもまったく同じ治療法で臨んでしまうとしたら、そこにあるはずの違いが根本的に無視されてしまうからです。他にも家族のことや、患者さんの政治思想、そして(年齢、性別、社会的地位といった)社会学的要因も、もちろん考えに入れるべき重要項目です。人間は社会生活および家族生活を送る動物ですから、それらを考慮に入れないのはどう考えても誤りだからです。

そして最後に――よい精神科医になりたければ、精神分析の知見も不可欠になってきます。僕らは一人ひとり、それぞれの個人的歴史を歩んできているはずで、そのなかで誰にでも、いくつかこころに刻まれた出来事があるはずです。また誰だって、何らかの家族構造のなかに生まれてくるわけですし、あるいは兄弟姉妹のうちのどこかに自分のポジションや役割を見つけていたりもするでしょう。こうしたことは全部、僕らのこころのどこかに書き込まれています。モンテーニュはこれを「無識《アンシャン》」と呼んでいましたし、フロイトは「無意識《アンコンシャン》」と呼んでいました。だから、たとえば医者がある患者さんに理由もなく共感を感じたり、あるいは嫌悪感を抱いたりしたとき、精神分析はそこに隠された意味――「われわれは本当は何をしているのか」――を教えてくれるのです。

他にも精神分析は、僕らが衝動的に何かやってしまうような場合（「行為への移行《アクティング・アウト》」）、何かをど忘れしてどうしても思い出せないような場合、それから夜見る夢や言い間違いといった現象にも、説明と理解を与えてくれます。ですから、活用される場面に制限はあるかもしれませんが、もしこの精神分析の技法にいっさい頼らないとしたら、それは精神医学が取り揃えている治療法リストに大穴が空いているも同然なのです。

個人的な話をさせていただきますと、僕は本気で精神分析をやってみようと考えたことは一回もなかったりします。その必要性を感じなかったからです（僕はこう言って自己防衛するんですが）。僕は若い頃、医学部の先生たちに、「精神分析家の長椅子に寝そべっていいのは苦しみを抱えた人だけだ、せめて何かの症状がないといけない」と教わったのですが、幸か不幸か僕はずっと自分にとくに問題を感じていなかったというか、むしろ幸せ者だと感じていて、それで精神分析とは縁遠くなってしまったのでした[*38]。いやはや、僕みたいに頭のおめでたい楽天家は、精神分析向きではないのかもしれません。

転移

僕の友人にひとり、精神分析を一度受けてみたいと言っている男がいたのです。僕と同様、人生うまくいっていると感じている人で、だからこそ問題があったというか、つまり悩みとか苦しみとかの、治療を受けるためのネタがないわけですよ。その友人は一生懸命考えて探したわけですけれど、本当に何もないんです。それで最終的には、「精神分析を受けたい気持ちがこんなに強いこと自体が何かの症状に違いない、しかも重病かもしれない！」という結論に至ったのでした。

ところで、精神分析で治療の鍵を握っているのは、「転移《てんい》」と呼ばれる現象です。「転移」というのは、分析を受ける人（クライエント）が精神分析家に対して、愛情に似た感情を自然と抱くようになっていくというものですが、これは幼い頃に近親者（一般的には異性の親）に抱いていた未成就の愛情が、精神分析家へと向け変えられたものだというのが、精神分析の基本的な考え方です。逆に精神分析家の側もクライエントに何かの感情を抱くようになりますが、それがどんな種類の感情かは、精神分析家のこれまでの人生経験によるところが大きいです。その愛情あるいは憎しみがどこから来ているのかをしっかり分析して位置を突き止めれば、精神分析家はその感情をコントロールして表に出さないようにできます。

ただし気がかりなのは、ときどき自分では泳げない水泳コーチのような人もいるということなのですが……。

精神分析家との性的関係

原則として精神分析では（たいてい自然とそうなるのですが）、クライエントは定期的にやってきて長椅子に横たわり、自由に話をして、それを背後にいる「公平で親切な先生」が聞いているという構図になります。そうして有名な「転移」が起こっていくわけです。

「転移」の説明は一応つぎのようになっています。「クライエントが無意識の内容を精神分析家に投影することで、クライエントには精神分析家が現実よりもずいぶん素晴らしい人物に見えるようになる。だがまさにこの投影がいかにして起こったかを分析することで、精神分析の治療プロセスは進行する。時間の流れにそってクライエントはみずからの直面している問題をだんだんと意識的に捉えていき、それによって治癒が達成されるのである」

精神分析家フランシス・パシェは「転移」をもう少し広い意味でとらえて、一九七五年につぎのような定義を与えています。「幼少期に両親に対して抱いていた欲望、情動、感情がよみがえって、新たな対象へと向け変えられたもの。ただし、なぜその人物が新しい対象に選ばれたかについては、その人の人物像や行動様式からは説明できない」

さて、ほとんどの「転移」は愛情に近い性質ものですが、精神分析を受けようとする人びとが問題を抱えているのも、一般的にはこの愛の領域のことだったりします。そしてこの「転移」は、必然的な帰結として精神分析家の側に「逆転移《ぎゃくてんい》」を引き起こすことになります。これは「精神分析の作業プロセスにおいて、クライエントの感じる無意識の感情に反応するかたちで、精神分析家に生まれる無意識の感情」のことです[*39]。つまり精神分析家は、自分が個人的に抱えている問題に応じて、クライエントに対して愛情（あるいは憎しみ）を感じていくことになるわけです。

フロイトはこの点に関しては重々気をつけるようにと警告を発していました。つまり「行為への移行」のおそれがあるということ、もっとはっきり言えば、精神分析家が性の誘惑に負けて、空想世界で満足せずに実際の行動に移してしまう危険性があるということです。

実際のところどうなんでしょうか。以前、アメリカで精神科医を対象にしたアンケート調査がなされたときには、男性医師のうち七・一パーセント（一〇五七人）と女性医師の三・一パーセント（二五七人）が、患者さんと性的関係をもったことがあると回答していました。[40] このうち八割のケースが男性医師（精神科医）と女性患者という関係性でした。まさに転移と逆転移です。そしてこの精神科医たち（調査報告書では「犯罪者《オフェンダー》」と書かれていましたが）のうち、四一パーセントの人が後日誰かに相談をもちかけていました。また別の調査報告によれば、実際の行為に及んでしまう精神科医の割合は〇・九パーセントから一二パーセント、平均で六パーセントという数値が出たそうです。[41]

僕は敬虔なピューリタンというわけでもないのですが、こういったデータには（怒りはしませんでしたが）愕然《がくぜん》とさせられました。「ヒポクラテスの誓い」は言うに及ばず、医師の倫理としてこういった行為は禁じられているからです。何科の医師であれ、このルールに違反した人は逮捕して刑事告訴したらいいと僕は思うのですが。とくに精神科の、大なり小なり重度の患者さんが相手の場合は、あきらかに社会的弱者《バルネラビリティ》に対する犯罪なのですから、刑罰はさらに重くなって当然です。

これと関連して、つぎに紹介するのは、二〇〇一年二月に『週刊ユマニテ』誌に掲載された精神分析家のエリザベート・ルディネスコ教授の記事の一部です。

「教育者の立場にある者と少年少女たち（ここでは十五歳から十八歳）が関係をもつことについては、すべてのケースに当てはまるようなコメントを述べることはできません。ケースバイケースで判断すべきことだと思います。ただ、一般的には、学校の先生が自分の受け持っている生徒と性的関係をもつのは、あってはならないことです。それは精神科医や精神分析家が、自分の患者と関係をもってはならないのと同じことです。ですが、これは犯罪というわけではなく、ある禁止事項を破ったということなのですから、あくまで職業団体のほうから何らかの処罰が加えられるのが本筋だと思います」

ルディネスコ教授は優れた精神分析家ですが、ちょっと引っかかりませんか。まずこの記事で言われている職業団体とは、どこの団体を指しているのでしょうか。フランスでは医師たちには国家公認の医師会が存在していて、法的に認められた大規模な職業団体があるわけですが、教師たちにはそれがありません。[*42] それにこの人はどういう資格があって、これは犯罪だとかそうでないとか言ってしまっているのでしょうか。実際、裁判沙汰になることだってありうるわけですから。

こんなことを言っていると、じゃあお前はどうなんだと言われそうですが、僕はまわりが軽く引くくらい厳しい道徳家《モラリスト》なので、たとえいかなる事情であっても、精神科医は患者さんとそういう関係になってはいけないと考えています。

精神分析は何の役に立つのか

ところで、精神分析は科学なのでしょうか。あらゆる科学は、これから起こる現象を予測し、また現在見られる現象を説明・記述できるような普遍的法則を発見し検証することを、その目標としています。

精力的に活動を続けた哲学者カール・ポパーがくりかえし述べていたのですが、疑似科学の特徴は「反証できないこと」、「反駁や否定ができないこと」、そして「つねに検証可能なように見えること」なのだそうです。ポパーは「ほぼどんな理論であっても、それが正しいという確証をえるのは簡単なことだ。その確証がわれわれの探しているものでありさえすれば」という言葉を残してもいますね。その当時誰かが、有名なフロイトと若きアインシュタイン、どちらが科学者ですかと尋ねたところ、ポパーは即座にアインシュタインだと答えたそうです。なぜなら、相対性理論は反証可能だし、反論も許されるし、その正しさを証明できないからだと。しかもそれは、あらゆることを説明できる理論にはほど遠いからだと。

要するに僕が言いたいのは、精神分析は科学っぽく見えてそうではないという話なのですが、しかしですよ、だからって何だと言うのでしょうか。他方で、精神分析はあくまで治療のための方法であって、患者さんが治ればそれでいいという考え方もあるからです。ところが今度は、ジャック・ラカンの有名な言葉に「治癒はおまけみたいなもの」という言葉がありまして、つまりラカンはあらゆる逆風にもかかわらず、フロイトやグロデックの教えに逆らって、精神分析の目的は治療ではないと宣言したのです。症状が消え去るのは偶然の結果にすぎない、必然的なものではないと言ったのでした。

こういう宣言は、少なくとも海の向こうのアメリカでは、いくばくかの効果を上げたようです。アメリカでは医療共済のほうからプレッシャーがかかって、精神分析を心理療法のひとつとして継続させていくべきかどうか、その有効性を確かめるための調査研究がおこなわれたことがありましたが、その結果は、大部分の精神疾患に関しては効果がないというものでした。たとえば、うつ病、パニック障害、ヒステリー発作、広場恐怖や閉所恐怖などの恐怖症、強迫性障害といった症状に対しては、精神分析の治療効果はゼロに近い、つまり治療を一切ほどこさなかった場合と変わらないというのです。

プラスの効果が唯一確認されたのはパーソナリティ障害のケースでした。たとえば境界性パーソナリティ障害の場合、親しい人と急に連絡が途絶えたりすると「見捨てられ不安」が発生したりするのですが、こういうケースでは、週に何度か親切な人に話を聞いてもらいにいくだけでも、それなりの効果はあるのかもしれません。もちろんそれだけではないでしょうけれど、いずれにせよそこでは精神分析家は、悩める人びとを救う（大むかしの）良心の導き手みたいな存在になっているのです。

さらに、精神分析が逆効果になるようなケースがあることも忘れるべきではありません。とくにうつ病と統合失調症に関しては、病気を悪化させてしまう危険性があります。よく言われることですが、たとえば統合失調症患者が、（寝椅子から）背後にいる誰かに向かって話しつづけていると、被害妄想がひどくなっていくことがあります。同じように、うつ病患者に幼い頃のことや以前の記憶をひっきりなしに尋ねるのは、病状の悪化につながりかねません。過去のあやまちを何度も何度も思い出したり、将来のことを考えられないようになったりという、うつ症状の特質を助長してしまうからです。僕がよく引用する格言があるのですが、それによれば精神分析には「調子のよい人をいっそう元気に、調子の悪い人をいっそう病気にする」性質があるのです。

それでは、精神分析が科学でも治療法でもないとしたら、これはいったい何の役に立つのでしょうか。僕に言わせれば、まずはそういう考えから一回外に出ないといけません。つまり、何かの役に立つとか立たないとか、信用できるとかできないとか、科学者たちから評価されているかどうかとか、大学の医学部で認められているかどうかとか、そういうのは一度どこか脇に置いておこうということです。だってよくよく考えてみると、人びとのために役立っているのは、何も医学だけじゃないわけですから！

精神分析とは、自己の内面世界への素晴らしい旅です。そこには無意識という未知の世界の発見と、筆舌に尽くせぬかけがえのない冒険が待っているのです。みずからのなかに思いもよらない喜びや、隠された財宝を見つけ出すというのは、知性あるすべての人にとってある意味究極の目標ではないでしょうか。

「ご先祖さまが残してくれた
土地は売らずにおくのだぞ
どこかに宝が埋まっとるから」

これは十七世紀の詩人ジャン・ド・ラ・フォンテーヌの「農夫と子どもたち」という寓話詩の一節ですが、これを読むと思わず、この詩人は精神分析を受けていたのだろうかと考えてしまいます。遺言を受けた子どもたちは畑を懸命にひっくり返してみたけれど、宝はどこからも出てこないと。ところが土地が耕されたおかげで、翌年にはいつもよりずっと豊かな収穫がえられたと。そのとき子どもたちは亡き父の言葉を思い出すわけです。「働くこと、苦労すること、それがいちばん間違いのない財産なのだ」

――精神分析を試み、長く続けていくには、勇気と粘り強さが必要になります。そのために苦しくなって途中で脱落してしまう人も多いのですが、精神分析をある種の教育法と考えれば、これはたしかに苦労するだけの値打ちのあるものです。すでに申し上げたと思いますが、精神分析はソクラテスがやっていたように、自分自身で何かを生み出す作業なのです。精神分析の場合、話すのは主に師匠ではなく弟子の役目になっていて、そのぶん大きな苦痛をともなう作業になるわけですが、でもきっと、ソクラテスのやり方よりさらに有効な方法なのだと思います。

もっとも、自己の内面に隠された財宝を発見するという点に関しては、精神分析が唯一の方法というわけではありません。ひとりで瞑想するとか[*43]、退屈であれこれ考えるとか[*44]、いろいろ夢想するとか、そういう方法もあると思います。また誰か案内役が必要だと思えば、宗教的信仰、あるいは自己啓発のコーチングでさえ助けになってくれるはずです。

ちなみに現在は「統合的な精神医学」が流行っていて、僕もじつはこのあらゆる手段を尽くそうとするアプローチが大好きです。これはケースバイケースで精神分析に頼ったり、生物学的アプローチや認知療法、あるいは動物行動学や人類学、薬学の知見を参照したりすればよいという考え方です。それらを調和的に総合して病気に立ち向かっていくのであって、けっしてごちゃごちゃと「何でもあり」の分析をするのではありません。もちろんこれをやるには、ごく謙虚な態度とすさまじく高い教養が要求されてきます。ちなみにこの方法の弱点は、大雑把な分析にとどまったり、いろいろなレベルの要因がまぜこぜにされたりする危険性があることでしょう。

どのみち、何かの分野を徹底的に極めようと思ったら、どんな分野であれ、つぎのようなことが必要不可欠になってくると僕は思うのです。それはまず、自分が選んだ道の他にもいろいろ道があると知っていること、そしてなおかつ、それらに敬意を払うことができるということです。……こんなことを言う僕は、非現実的なユートピアの実現にまだどこか期待をかけてしまっているのでしょうかね。

ですから、わたくしパトリック・ルモアンヌが思うに、精神科医は精神分析を受けたり、必要とあらば誰かを精神分析したりするのに役に立ちます。あるいは立たないかもしれませんが。

カルテ8

倒産と甲状腺

ジャン＝ギュイは落ちぶれた元社長でした。会社が倒産してしまったのです。奥さんには逃げられ、酒びたりになって、やがて自殺未遂を起こして入院しました。父の入院を知った子どもたちは、その栄光の時期を知っていただけにあぜんとしたそうです。あんなに強い人だったのにと。

ジャンの話はごくシンプルでした。まず仕事でシンガポールに住んでいたと。国外移住者の例にもれず「水よりウイスキーを」よく飲んでいたが、ビジネスがうまくいっていないように感じて（実際そうでしたが）、それがもとで勃起不全になってしまったと。そして最後に、妻が浮気して去っていったと。悲しい話ですが、よくある話でもありました。いずれにせよジャンの話におかしなところはまったくなく、自殺未遂の原因を割り出すのに二時間もかかりませんでした。

ところが……。

この丸々と太ったかわいそうなジャンには、ひとつ妙なくせがありました。入院後すぐに看護師たちが僕のところに飛んできて、この患者さんは病院中の椅子という椅子で、ところかまいなく、すぐにいびきをかいて眠ってしまうと報告してきたのです。

僕はその様子をビデオに録画しました。それでわかったのですが、ジャンは深刻な「睡眠時無呼吸症候群」を抱えていたのです。こうしてようやく、話の全容が見えてきました。じつはこの無呼吸が、うつ症状や勃起不全、記憶障害といったものを引き起こしていたわけです。もちろんアルコールの飲み過ぎで症状にさらに拍車がかかっていたのは間違いありませんが、この人にあらゆる不幸を呼び込んだ第一の原因は、やはり無呼吸の症状だったのです。僕は手をこすり合わせて、これで治せるぞ、夜のあいだの鼻の換気の問題をクリアしたらよいのだと思いました。

ところが……。

それから一週間ほどして、定期的におこなっている甲状腺の診断結果が上がってきました。それでジャンが「橋本病」と呼ばれる慢性の甲状腺炎だったことが判明したのです。遺伝的な素因の影響が強いと言われている病気です。僕は喜んで甲状腺ホルモンの投与を指示しました。これで無呼吸がおさまるはずだ、そしたらうつ症状がなくなるだろう、さらには勃起不全も治っていって……。

今度こそ、つぎの「ところが……」は起こりませんでした。

数カ月後に治療は無事完了しました。退院したジャンは新しい会社を興し、また新しい伴侶を見つけたそうです。このように幸福というものは、たとえば数マイクログラムのホルモン剤のような、ほんの小さなきっかけから生まれることもあるのですね。

9 薬こそがこころの病気をなおす？

仮にダン・ブラウンが言ったことが正しくて、魂の重さがきっかり二十一グラムだったとしても、[*45]（有機物に作用する化学物質であるはずの）ある種の薬が、（少なくともこれまで非物質的なものと考えられてきた）こころの病気に効果を上げることがあるという事実は、もはや認めないわけにはいかないでしょう。もう少し深刻な話をすると、こういう何らかの物質が精神疾患に作用しうるという考えは、ほんの五十年ほど前までほとんど受け入れられていなかったのです。

僕はずっと、統合失調症や自閉症、強迫性障害や双極性障害といった病気が、純粋に心的な原因から発生するとは思っていませんでした。それでも僕に精神医学を教えてくれた教授たちは、ベッテルハイムやラカンやフロイトが正しいのだと、僕にこんこんと説いて聞かせたものでした。

つまりそうした恐ろしい病気は、冷淡な親子関係、コンプレックス、性的なことに関する抑圧などから生まれるのだと。

僕は信じませんでした。だって、たとえばお酒を飲んだら楽しくなりますよね。だから、抗うつ薬が元気を取り戻させ、精神安定剤がこころを落ち着かせ、神経弛緩薬が精神錯乱を取り除いたとしても、どこにも不思議はないはずなのです。

僕はこころの病気に効く魔法の薬の研究にのめり込んでいたことがあります。いま思えばずいぶん現実離れしたことをやったと思いますが、統合失調症患者に人工透析をほどこしてみたこともあったのです。以前あるアメリカの研究者が、そうした患者さんの血中に異常な数値のエンドルフィンが見つかって、それを人工透析で除去してみたら患者さんが治ったと主張していました。僕はフランスで腎臓病学の権威だったジュール・トレゲール教授に会いに行き、このアメリカの研究は不十分だという自分の考えを伝えました。トレゲール教授もその研究を知っていて、僕を歓迎してくれたものです。

そうして教授と僕は、統合失調症の患者さんを五人選び出しました。病気がすっかり慢性化してしまって、もう何年も入院している患者さんたちです。「クロスオーバー効果対プラシーボ効果の二重盲検法《ダブル・ブラインド》実験」をおこなうためでした。何をするかというと、患者さんには穴の空いたつかたてから腕を通した状態で、人工透析を受けてもらうのです。本当に透析がおこなわれているかどうか、当人にはわからないわけです。透析は週に三回でした。各患者さんにはにせの透析と本当の透析を、一カ月ずつのスパンでランダムにくりかえし受けてもらうことになります。診断に当たる僕たちも、いまどの患者さんが本当の透析を受けているか知らされていません。それは実際に透析をおこなう腎臓学の技師だけが知っているのです。

結果はとても素晴らしいもので、患者さんたちは（ほぼ）快癒しました。ひとりはとくに他の治療を受けることもなく退院し、デイホスピタルでの部分入院に切り替えて、（保護された環境でとはいえ）一年間無事に働くことさえできたのです。あえて言うなら問題は、あまりにうまく行きすぎたことでしょうか。実際に人工透析をおこなっていた時期でもそうでない時期でも、患者さんたちはどんどん症状が改善していったのです。

たしかに考えてみますと、精神病院の奥のほうでもう何年もそっとしておかれた患者さんにしてみれば、いきなり週三回もハイテク機械のある病棟に連れていかれるようになるとか、白衣を身にまとった偉いお医者さんがやってきて、熱心な精神科医たちにつぶさに観察されて、なおかつ斬新《ざんしん》なアメリカ式の治療を受けるなんてことは、それだけで何かただごとではなかったのでしょう。そういったことが全部、プラシーボ効果として素晴らしい治療効果を上げたと言えます。ノーベル賞はもらえないでしょうけどね。

僕はいまでは、魔法の薬なんて（残念ながら）存在しないと理解しています。秘蔵の妙薬で精神疾患が治るなんてことはありえないのです。精神疾患の治療というのはトータルなものです。つまり、心理療法の助けを借りることなしに薬が効果を上げることはありませんし、その逆もまた同じなのです。人間という存在を考えるには、生物学だけでも、心理学だけでも、また社会学だけでもいけません。だから精神科医は、化学を勉強し、社会学も心理学も勉強して、あらゆる手を尽くさないといけないのです。

僕はアルツハイマー型認知症の患者さんが、電気ショック療法で奇跡的に治癒したのを見たことがあります。重い強迫性障害が、強い電気刺激をともなった外科手術の後に治った例も知っています。もちろんこうした技術はまだ研究段階ですが、そこにはたしかに希望があるのです。ここ二十年ほどで、神経生物学の知見はおどろくべき進歩を遂げているのですから。もうひとつ、僕が知っていることは、僕ら医師たちが無駄な薬をなるべく出さないようにすれば、患者さんたちはそのぶん元気になっていくということです。ただ、薬がどうしても必要なケースが非常に多いというのも事実なのですが。

ですから、わたくしパトリック・ルモアンヌが思うに、

精神科医は心理療法をほどこしたり、薬の処方をしたりするのに役立ちます。

カルテ9

わが息子ブルータス、お前もか

クリスティーヌは優秀な弁護士でした。顧客の数を見ると、ちょっと働きすぎな気もします。それは大きなストレスと直結していました。離婚して、二十六歳になる大きな息子と二人暮らし。息子のことが唯一の気がかりでした。

夜ぜんぜん眠れないのです、と言ってクリスティーヌは僕の診察室にやってきました。やっと眠れたかと思えば夜中にむっくりと起きだし、明かりをつけて本を読み、明かりを消して横になり、でも十分ほど経てばまたごそごそと起きだして……、一晩中それをくりかえすのだそうです。朝はどんどんつらく苦しいものになってきて、運動を十分してコーヒーを三杯飲まないと、体がちゃんと起きてくれないとのことでした。

昼間のクリスティーヌはとても元気で活発で、弁護士としての成功はみんなのあこがれの的です。これは何か隠れた心配事でもあるんじゃないかと僕がしつこく尋ねていたら、しまいにようやく白状してくれました。「じつはうちの息子が統合失調症なんです。だんだん暴力をふるうようになってきて、お医者さんに勧められたお薬も、こんなの飲んでたら頭がおかしくなるって言って、飲もうとしないんです」

僕は、息子さんのことをもっとくわしく聞かせてほしいと頼みました。クリスティーヌの息子さんは、十八歳のときに初めて精神錯乱の発作を起こして、でもそれは三カ月後にパッタリと治まったのだそうです。治った理由はよくわかりません。ただ、息子さんはそれから一年後にまた病気がぶり返したようで、ですからそれ以来クリスティーヌは、息子さんが怒りを爆発させたり、ときには自閉症のような虚脱状態におちいっていたりするのを、何とかしなくてはという思いでいっぱいだったのでした。

「それで、息子さんのことを統合失調症だって言ったのは誰なんです？」と僕が尋ねると、クリスティーヌは目を丸くして答えました。「もちろん、あの子を診てくれた精神科のお医者さんです！」

僕は、一度息子さんを診察させてほしいとお願いしました。治療ではなく診るだけですからとお願いしたのです。約束を三度すっぽかされた後、ついにその息子さんが僕の診察室に姿を見せました。ちょうど発作の合間の、安定した時期でした。感じのよい若者でした。いまは大学の三年生で、人づきあいが極端に苦手だとか、そういった統合失調症らしい特徴はとくに見受けられませんでした。

というより僕はそもそも、ちゃんと大学に通っているけど統合失調症ですという人を、これまで一度も見たことがないのです。

さっそく息子さんはどんな薬を処方されているか聞いてみると、ハルドル（ハロペリドール）という答えが返ってきました。僕は一瞬、何とかザウルスみたいな太古の恐竜の名前でも聞かされたような気分になりました。白亜紀後期あたりに絶滅したはずなのに、そういう生きた化石みたいな医師がまだ存在したのかと内心思ったものです。すぐさま僕は息子さんに、その薬は合っていないかもしれないので、診断をもう一度確認する必要があると、そしてとりわけ治療法を変える必要があると伝えました。

僕の印象では、息子さんは「双極性障害」で、ときおり錯乱の発作をともなうといった感じでした。ですから、念のためうちの助手にも診てもらって、その上で（副作用の強い薬ではなくて）気分安定薬を処方することにしたのです。やがてその若者は元気になって、進級試験にも合格することができました。

こうしてクリスティーヌは元どおり、天使のようにぐっすり眠れるようになったのです。いや、そちらに関しては、結局僕は何の治療もしなかったのですが。

10 精神鑑定は正しいのか？

精神医学は、法医学と並んで、医学のなかでもとくに法律と強い関係をもった分野です。僕がこういう奇妙な職業を選んでしまったのも、うちの家系に法律家が多いのと何か関係があるんでしょうか。一度精神科にかかって解明してもらいたい……いや、そんなことはどうでもよかったですね。僕にしか関係のない話ですみません。

さて、こころの医学と法廷とのつながりは相当古くからあります。たとえば中世の宗教裁判や異端審問の法廷で長時間かけて議論されたのは、被告人の魂をいかにして救済すべきかという問題でした。この異端審問で多くの人が処刑されたのは事実ですし、非常に多くの精神病患者が犠牲になったとも言われます。[*46] ただし当時はいまのような精神医学はまだ影も形もなくて、善人は悪人から引き離しておかないといけないとか、異端者にはみずからの過ちを告白させて正しい道に連れ戻すのだとか、おかしな振る舞いをする人は何かに取り憑かれているので悪魔祓いをすればいいとか、そういった素朴な考えがまだまだ力をもっておりました。

ちなみに何をやってもうまくいかなかった場合、最後に待っていたのは火あぶりです。この点に関しては十三世紀の異端派討伐（アルビジョア十字軍）の頃の、「すべて殺せ、本当に異端かどうかは神が選別なさるだろう」という標語が多くを物語っているように思います。*47

やがて十六世紀になると、とくに教会裁判において、プラシーボ効果を診断の道具に使うという手法が編み出されました。たとえば痙攣《けいれん》している患者さんを前にした悪魔祓い師《エクソシスト》の胸中には、しばしば疑いが生まれるわけです。これは悪魔のしわざなのか、それともヒステリーのような病的発作なのか、あるいはひょっとしたら演技ではあるまいかといった疑念です。これは当時非常に根本的な問題でした。悪魔祓い師はおもむろに骸骨を取り出して患者さんに見せたりしていました。あるときにはそれは聖者の骨で、ローマ法王公認の本物、またあるときにはそれはただの人骨で、いわばプラシーボ効果に近いものです。

それで、患者さんがにせものの骨にも反応したら、これは悪魔憑きではないようだ、悪魔祓いは無用であるどころか神に対する冒瀆にさえなってしまうかもしれない、ということになります。そしてもっと他の、より有効な治療法が探られることになるわけです。現在の精神鑑定でも、これは本当に病気なのかそれとも演技なのかといったことを、医師が診断して見分けていったりしますが、古くから似たようなことがおこなわれていたのですね。

ジャンヌ・ダルクの裁判のときの話をしましょう。イギリス軍にとらわれたジャンヌ・ダルクは異端審問裁判にかけられます。長い議論の末、もしこの者を無罪放免したところで必ずや同じ過ちをくりかえし、死刑執行人に引き渡されることになるに違いないという結論が出されました。

裁判で主導的役目を果たした（悪名高き）ピエール・コーション司教は、ジャンヌ・ダルクの魂を「救済する」ためにあらゆる手段を尽くします。悪魔祓いの儀式をしたり、体のどこかにつけられた悪魔の刻印を探したりするのです。悪魔の印というのはたとえば皮膚に染みがあるとか、痛みを感じない部位があるとかいったものなのですが、でもこういった何かの目印を探しまわる仕事というのは、なんとなく現代の精神鑑定にも通じるところがあるような気がします。裁判所から精神鑑定の依頼を受けた精神科医は、被告人が（犯行時に）心神喪失の状態にあったかどうかを確かめようとするわけですし、また患者さんが起訴されたり監獄送りになったりするのを防ぐべく、精神錯乱の発作が起こりうる証拠を示したりもするわけですから。

法精神医学の歴史

「わたくしピエール・リヴィエールは、母と妹と弟を殺害しました……」[*48]。これは一八三五年六月三日の出来事なのですが、フランスのノルマンディー地方（カルヴァドス県）で、二十歳の農夫が自分の家族を鉈《なた》でつぎつぎに惨殺するという事件が起こりました。重罪裁判所から最初に出された判決は「死刑」でした。

ちなみにフランスでは、一八一〇年刑法の第十三条に「親殺し（尊属殺人罪）」に関する規定がありまして、「受刑者は肌着一枚、裸足、頭に黒布をかぶった状態で刑場まで連れてこられるべし」というような、非常に古風なことをやっておりました。幸い、この項目はこの事件の少し前に廃止されています。つまりその直前の一八三二年までは、この第十三条の定めるとおり、親殺しの死刑囚は首をはねられる前にまずその右手を切り落とされねばならぬという、何やら意味不明なことをやっていたのです。

話を元に戻しますと、この裁判のほうはその後、被告人ピエール・リヴィエールの精神状態がどうであったかについて議論が紛糾しまして、新聞紙上や世論まで騒がせることとなりました。議論の舵《かじ》をとった医師たちでさえ、「三人は被告が犯行時に正常な精神状態にはなかったと述べ、他の三人はこれと正反対の意見だった」といったありさまでした。やがて裁判長は、陪審員の一部から減刑を求める請願がなされたのを受けて、死刑から終身刑への減刑を提案する意見書をフランス刑事訴訟総局に提出します。

司法という果実の中身を、じつは精神医学という青虫が食い荒らしていたわけですね。

減刑をさらに確実なものにするべく、ピエール・リヴィエールの弁護人はパリの高名な精神科医七名に意見を求め、責任能力はなかったという回答を引き出しました。二月十日には国王ルイ・フィリップの承認を受けて、受刑者の身柄は三月七日にカルヴァドス県のカーンの監獄へと移されます。死刑を免除され、そこで終身刑に服するはずでした。ところが一八四〇年十月二十日になって、ピエール・リヴィエールは突如、獄中で自殺を遂げるのです。

この殺人犯は一三六ページにわたる膨大な手記を残していました。長く続いた予審期間のあいだに書かれたもので、わが身に起こったことを驚くほど流麗な文体で仔細に記録した、みずからの犯罪についての自叙伝でした。哲学者ミシェル・フーコーは、「これを読んだある者は理性（死刑の根拠）を感じとり、またある者は狂気（終身刑の根拠）を感じとるだろう。そこにこのテクストの見事さがある」と述べています。非常にあざやかな分析だと思いますが、フーコーの指摘は、この事件があったからこそ、当時の法律家たちも法律改正の必要性について真剣に考えるようになったのだということでした。たとえばこの事件があった当時、精神科医フランソワ・ルーレ博士と法律家エリアス・ルニョー氏のあいだで、つぎのような問題について激しい議論が交わされておりました。

・精神科医たちは、精神の一部のみが異常であるような病気（単一狂《モノマニー》）や、一時的な妄想、あるいは妄想をともなわない精神病のようなものもあると言うが、それは本当だろうか。

・仮に本当だったとしても、親殺しのような重罪までを減刑対象にしてしまってよいものだろうか。あるいはひょっとしたら、そのような重犯罪ですら「法的責任はなかった」ということで無罪になるケースも出てくるのだろうか。

フランスの法律は長いこと、犯罪行為そのもの――何をしでかしたのか――を裁くことに終始してきました。これは「目には目を、歯には歯を」のような同害報復《タリオ》の原則と、発想としては軌を一にしています。イスラム法を奉じる国々にはいまでも残っていますが、たとえば盗みを働いた者はその手を切り落とされるべしとか、不倫した妻や同性愛に走った者は石を投げつけられるべしとか、そういった罪と罰との対応表がかつてヨーロッパの国々にも存在していたわけです。このような「犯罪（行為）を裁く」発想は、やがて「犯罪者（人）を裁く」という発想へと転換していきますが、ただこの転換にはかなり多くの年月を要しました。

フランスの話をすればまず一七九一年に、「変死」のケースに限っては刑事予審にて「医師による検死」をおこなうべしと定められます。たしかにそれまでの時代にも、とくに宗教裁判がらみで、本当に悪魔が憑いているかどうかのチェックがおこなわれることはありましたが、現代的な意味での「専門家による鑑定」は、言わばこのときに正式に誕生したと言えるでしょう。その後も大きな制度改革があって、たとえば十九世紀の末頃には、社会学者のガブリエル・タルドが専門家の陪審団を設置すべきだと提案しています。これは刑事裁判の陪審員を（一般人からではなく）犯罪の専門家から集めてはどうかということでしたが、いずれにせよこうして二十世紀のはじめには、人体の専門家である解剖病理学の医者たちが司法の舞台に登場することになっていったのです。

有無を言わさぬ議論

裁判官、検察官、弁護士をはじめ、司法にたずさわっている人びとがみんな感じているのは、いまの重罪裁判において精神科医の権限があまりに強くなりすぎていやしないかということです。僕も同じ意見の持ち主なのですが、ただ僕が思うに、これは精神科医よりは法律家たちのせいでこうなったというか、（ときには胡散臭いこともある）医療科学に対する態度の違いが原因だったのではないでしょうか。司法官たちの世界と同じように、医者たちの世界でも日々難解な専門用語が飛び交っています。しかも司法官も医者も通常、自分たちの縄張りから外に出ることはありません。相手の分野に立ち入ることは基本的にないわけです。

たとえば精神鑑定の実例について医学部の学生たちと話をしていると、ときどき面白い意見が返ってきます。僕がまずいと思った鑑定例について、どこがよくないのか批判してもらったり、ではどういう鑑定を下すべきだったか考えてもらったりするのですが、そこにはどうやら「弱者優遇の原則」みたいなものが見出されるようなのです。

まったく科学的ではない乱暴な解釈がなされることがあるというか、まあたとえばですよ、精神鑑定にあたる男性医師が、個人的にたまたま離婚調停の真っ最中だったたようなケースを想像してみてください。おそらくその医師は、被害者側であれ加害者側であれ、男性に味方するような鑑定結果を出す可能性が高いでしょう。なぜなら、「法律は原則として男性よりも女性を優遇する」という感覚にとらわれた状態になっているからです。あるいは低賃金の労働者たちや、郊外に追いやられている社会的弱者に温情を示し、ほぼ自動的に「傷つきやすい人びと」と見なしたりすることもあるでしょう。もちろん場合によっては真逆の鑑定結果が出されることもあるかと思いますが、いずれにせよ鑑定医の個人的な先入観のようなものは、精神鑑定の結果はおろか、裁判そのものの結果さえ左右してしまうかもしれないのです。

気持ちはわからないでもないですが、精神鑑定の問題点は多くの場合、判断の根拠が（精神疾患の症状の有無のような）客観的記述の範囲内にはとどまらず、（おそらくこうなのだろうという）空想の領域にまで拡大されてしまう点にあるのです。

おそらく唯一の解決策になるのは、弁護士たちや裁判官たちを呼んで、精神鑑定に関するレクチャーを受けてもらうことだと思います。そのためには医学用語の基礎も学んでもらう必要があるので、大学の法学部やロースクールにそういう特別コースを設置することになるのかもしれません。あとは法廷で一回か二回議論が起こったら、鑑定医たちも必ずやいまより慎重な態度をとるようになるはずです。いま傲慢な態度をとっている人もそれをあらためるでしょう。そうして精神鑑定の質も向上していくのではないでしょうか。

僕もこれまで何度か、裁判官や弁護士の人にぜひ精神鑑定の場に立ち会ってくださいと頼んだことがあります。僕の医師人生のなかで実際に来てもらえたのはたった二回だけで、二回とも裁判官の方々でした。弁護士のみなさんは結局一度も来てくれた試しがありません。たいてい「そんなヒマありませんよ！」とおっしゃるのです。

とはいえ、精神鑑定が法廷でいまのような地位を築き上げるまでには、多くの苦労がありました。裁判官たちは当初、自分たちの下した判決が不適切だと言われるのを恐れ、これに難色を示したのです。精神科医が「被告は犯行時に心神喪失の状態にあった」との証明書を出せば、被告には法的責任能力がなかった、つまり無罪であるということになります。このあたりをどこで線引きするかについては、フランスでは明確に規定されていまして、一八一〇年のナポレオン刑法典に「被疑者が犯行時に心神喪失の状態にあった場合、そこには重犯罪も軽犯罪もなかったこととする」（第六十四条）とはっきり示されています。

ただし「心神喪失《デマンス》」という言葉の内容については、この当時はまだあまりきっちりと定義されていたとは言えません。十九世紀初頭のフランスでは、この語はほぼ「精神異常」と同じ意味で用いられていました。その後精神医学が発達するにつれて、だんだん医学用語として洗練されていくのです。ただし、仮にそのあたりの問題がクリアされたとしても、やはり重大な問題がどうしてもひとつ残ります。それは、被告に責任能力がなかったと認めた場合に、ではこの被告はいったいどうしたらよいのかという問題です。

ピエール・リヴィエールの事件で人びとが直面させられたのがまさにこの問題だったわけですが、一度この人物には法的責任能力がなかったと認めてしまうと、もはやどこかにずっと閉じ込めておく以外の解決策がほとんどなくなるのです。十七世紀パリのビセートル施療院のような総合監禁施設モデルは、もう時代に合うものではなくなっていました。そこにはかつて浮浪者と売春婦と犯罪者が一緒くたに放り込まれていたわけですが、十九世紀にそれをやるのは実際問題としてさすがに非合理的すぎたわけです。

いわゆる「一八三八年法」が制定されたのは、こうした時代背景に支えられてのことでした。ピエール・リヴィエールの死刑免除が決まった直後のことです。この法案がフランスの国会を通過したのは一八三八年六月三十日ですが、法案成立にこぎつけるまで一年にわたってていねいに議論が重ねられました。報告書は合計千ページ近くに及び、そのことからも議論がどれほど慎重に進められたかをうかがい知ることができます。

こうして、それまで社会的排除の対象だった精神病患者はついに司法の対象へと変わったのでした。一八三八年法によって患者さんたちにはいくばくかの権利が保障され、フランスのすべての県とナバラ県（現在ではスペインの一部）に精神病患者の収容施設の設置が義務づけられます。その施設には、治療目的での強制収容や、第三者の要請による収容が認められていました（他には家族の要請による任意収容や無償収容がありました）。精神病患者はこのときついに法律上でもその存在を認められ、また法的に請願を出す手段を手にしたのです。収容措置が不当だと感じれば、患者さんは無条件に県知事あるいは検事に訴え出ることができました。

おそらくこの一八三八年法は、基本的人権をうたい上げ《啓蒙と光の世紀》と呼ばれた十八世紀フランスから全世界に向かって放たれた、最後の残光のうちのひとつでしょう。先進国のほとんどが、これに着想を得た法律を採用しています。フランスでこの法律に関する法改正がなされたのはじつに一五〇年以上たった一九九〇年のことですが、残念なことにそのときはあまり人びとや政治家たちの関心を呼ばず、議論らしい議論もなされませんでした。

こういうもともと寛容な理念によってつくられた法律が、あまり上手に整備されなかった場合、当初の目的とはまったく逆の結果をもたらすことがあります。つまり「強制入院」の爆発的増加を引き起こす恐れが発生しうると思います。ちなみにやや余談になるのですが、フランスでは「収容《アンテル》／監禁《ヌマン》」という言い方が一九九〇年の法改正のときに廃止され、公文書などでの文言としては「入院《オスピタリザシオン》」を使うようになりました。やれやれ、十七世紀の詩人ニコラ・ボワローは「わたしは猫を猫と呼び、ローレ検事を詐欺師と呼ぶ」と書き残していますが、*49 そういうはっきりとものを言う態度は、フランスでももう遠い昔のことになってしまったのでしょうか。

二〇一〇年以降、ポーやグルノーブルの町で起こった悲劇が引き金となり、また法改正の動きが起こっています。そこから見えてくるのは、しっかり討論し合意をとりつけた法律ほど、長く生き残っていくということではないかと思います。とりわけ、当然ではありますが、さまざまな予想外の事態にさらされてきた法律ほどそうなるはずです。

サンテグレーヴ事件

二〇〇八年十一月十二日、グルノーブル近郊の町サンテグレーヴで、通りすがりの二十六歳の大学院生が刃物で刺されるという事件が起こりました。犯人は、サンテグレーヴ精神病院から脱走した男性患者でした。なおこの男性はすでに何度か同じような事件を起こしており、裁判所で「法的責任能力はなかった」との判決を受けて強制入院措置がとられていたのでした。すぐに殺意の有無をめぐって法廷で予審が開始され、三名の専門家がこの統合失調症患者の責任能力について細かく調べることになりました。検査の後、この人物にはやはり「責任能力はなかった」ということになり、その身柄は（フランスに十カ所しかない）処遇困難患者用施設（ＵＭＤ）に移されることになりました。一度入ったら二度と出られないと言われている施設です。

それから何日か後のこと、フランスの大統領がパリ近郊のアントニー精神病院を訪れました。国家元首の来訪ですから、特別な出来事として紹介するのが当然だとは思います。あれは二〇〇八年十二月三日、つまりサンテグレーヴの事件発生から三週間後のことでした。僕も招待されてその場に出席していたので、フランス精神医学がむかえたこの歴史的瞬間について証言できます。ニコラ・サルコジ氏は演説の最初でまず、フランス第五共和制の歴史のなかで、現職の大統領として精神病院の扉をくぐったのはわたしが初めてだと述べました。

これは過去の大統領たちに対して失礼な発言ではあります。シャルル・ド・ゴール大統領のお嬢さんは先天性の知的障害を抱えていましたし、またジャック・シラク大統領の義理の息子さんも娘さんも、自殺企図と拒食症でそれぞれ病院にかかっていたのですから。ただ、これまでの大統領たちは、小児科、外科、内科、高齢者医療などの現場を訪れたりはしていましたが、たしかに精神病患者と正面からじっと向き合い、この恵まれない同胞たちに同情を寄せようとした人はいませんでした。先ほどあげた二人の大統領も、個人的なかかわりのことはともかく、精神医療が抱えていた問題に本腰を入れて取り組んだわけではありません。つぎに示すように、少なくとも数字の上では、精神病院は他のどの医療分野よりも大きな問題を抱えているのです。

・精神科医：一万三二五四人（人口一万人当たり二・二人）[*50]。二〇〇五年に最大となり、その後減少（二〇〇八年に一万一五〇九人）
・ベッド数：公立精神病院で一三万床、私立で約三万床
・認定患者数（というのは、あらゆるこころの病を含めてしまうと、ヨーロッパ人の二五パーセントがここに含められてしまうからです）[*51]：フランスでは約一五〇〇万人が、一生のうち一度は何らかの精神疾患に罹患すると言われている。
・「社会的コスト」：WHOによれば、病気による死因の第三位はうつ病となっており、アルコール中毒、アルツハイマー病、肺がんを明らかに上まわったという。なおかつ診断を受けていない患者が三割から四割存在するという。

あまりにショッキングだったのでもう一度言いますが、これまでのフランス大統領たちは精神病院への来訪がよいことだとは思わなかったようなのです。選挙のための人気とりとかそういうことはさておき、多くの国民の声の代表者であり、公人のなかの公人であるはずの大統領が、精神病院に（軽視するとは言わないまでも）無関心であるというのは信じられないことです。何か不安があったのでしょうか。責任ある立派な政治家たちがこんなに長いあいだ、社会のすみに追いやられた人びととの問題に目をつぶっているなんて、そんなことがどうして可能だったのでしょう

か。

ド・ゴール大統領は一九四六年に、フランス国内のすべての精神病院に、ここ数年間の「危機の時代」(戦時中を意味する当時の婉曲表現です)に病院で何があったか、報告書にまとめて提出するよう指示を出しました。僕のいたリヨンのヴィナティエ精神病院も県議会にそれを提出しました。ベッド数三〇〇〇床規模の病院なのに飢えと寒さで二〇〇〇人の死者が出たことなど、すべてをそこに書きました。

僕も当時、県議会からの返答の手紙を見ました。でも内容はたんに、おつかれさまでした、という報告書でしたという、院長に対するねぎらいの言葉だけだったのです。あれから五十年が過ぎた頃、機会があって、僕はその手紙を書いた議員に会いに行きました。とても立派な人物でした。医師であり、活動家ジャン・ムーランの仲間としてナチスと戦ったレジスタンスの志士であり、とても誠実で、勇気と人間味にあふれる人でした。

僕は、ヴィナティエ精神病院からの報告書のことを尋ねてみました。その老議員はあれこれ思い出そうとしてくれましたが、結局、たぶんわたしは読んでいないと答えました。僕がその人の署名が入った手紙を見せると、老議員は一瞬青ざめ、しばらく考え込んだ後に、悲しげな微笑を浮かべてこう言ったのです。「気の毒なことをしました。友よ、あの頃はヴィナティエの患者のことの他に、やるべきことが大量にあったのです」。当時の状況を考えると僕も責める気にはなれません。ただ、「他にやるべきこと」には少し引っかかりを覚えました。政治家が精神医療にあまり関心を抱かないような態度が、社会で脈々と受け継がれているような気がしたのです。

法医学

余談になりますが、じつは僕は最初、精神医学よりも法医学の道をこころざしていました。リヨンではそれが流行りで、法医学の役職のおよそ半分を精神科医が占めていたのです。法医学研究所（ＩＭＬ）に通って、検死にも二度ほど参加したことがあります。一回目のとき見たのは土木工事用のピックハンマーで殺された遺体でした。被害者は不動産業者の男性で、数年前に殺害されてコンクリートに流し込まれ、それから沼の底に沈められていたのです。法医学の先生は、髪の毛やら泥土やら白骨やらが入り混じったどろどろしたもののなかから歯を何本か発見して、それで被害者の身元が特定できると言います。法医学ってすごいですよね。

二回目の検死のときに見たのは、ある建物の正門の前で見つかったホームレスの老女の遺体です。肝硬変の病気を抱えていたようでした。よくあることです。僕も一回目の検死のときに、じつはすでにだいぶビビっていたのですが、がんばって近づいて、むくんだ顔から体液を採取しました（針を刺すと吹き出すのです）。すると、この人の死因は脳腫瘍であり、それが原因で頭部脊椎部分の体液の圧力が高くなりすぎていたことがわかったのです。法医学ってやっぱりすごいですよね。

でもこのときに僕は、自分は精神医学の専門家で満足しておこうと決心したのです。いや、じつを言えば、人体解剖はもうこりごりなのですよ。

わたくしパトリック・ルモアンヌが思うに、

精神科医は、もっとも危険な種類の精神病患者から社会を守るのに役立っています。

また、事件の真相究明に役立つことで司法にも貢献しています。

被害者のことも、加害者のことも調べられるのです。

カルテ10

ドラッグ地帯

精神科医のほとんどは、「あまりに危険な」妄想症患者たちや、病院や診療所を炎と血の海に変えてしまうドラッグ中毒患者たちに頭を悩ませた経験があるはずです。僕もその一人で、僕の経営するクリニックには「同時に受け入れる薬物中毒患者は三名まで」という約束事があります（一階につき一人までという意味です）。

これほど注意をはらっても、多くの者がチェックの網の目をかいくぐり、依存症であることを隠したまま入院してきたりします。それから徒党を組んで、隠れてコカインなどを持ち込み、病院内で密売をして、他の患者さんたちをゆすって……、要するに仲間に引き込んで「口止め」するわけですね。まったく困ったものです。

他にも、予想外のことがいろいろ起こるという問題もあります。患者さんの多くは退院後ドラッグにまた手を出しますし、ＨＩＶや肝炎にかかることもあります。後になってから、警察の手から逃れるためだけに、あるいは神経のレセプター機能を回復するために入院していたのだなと気づかされることも多いのです。レセプターというのはつまり、ドラッグをあまり使用しすぎると体に耐性ができてしまって、期待したほど強い効果が得られなかったりするのですが、そうなると中毒者たちはわれわれプロを頼って、言わば神経を休ませて元の状態に戻すわけです。それで退院したら、「またコカインが効くようになったぜ」と大喜びするのです。

もうおわかりになったかと思いますが、予期せぬドラッグ中毒患者を受け入れるというのは、あまりに危険かつ腹立たしいことなのです。僕もこのあたりはすっかり現実主義者になりまして、おそらく（合理的に判断して）比較的手がかからないであろう患者さんを選び出す手法を導入することにしました。

まず二週間ほど待ってもらい、それから面談をします。そして、入院に際しては血液検査と尿検査が必要で、なおかつ結果が「異常なし」でなければ受け入れませんと説明するのです。この方法だと実際に入院するまで三カ月以上かかるのですが、それでもやってくる患者さんは、薬物中毒から抜け出したいと本気で思っている人たちばかりなので、治療の方も上手くいくわけです。途中で来なくなった残りの方々は……（ええまぁそういうことです）。うちの病院の扉はいつでも開かれています。もちろんですとも。しかしそこをくぐれるのは、本気で治したいと思っている人たちだけなのです。

11 精神医療の抱える問題

公立にせよ私立にせよ、僕はずっと病院のなかで働いてきました。アメリカでもカナダでもロシアでもフランスでもそうでした。僕が思うに精神科医というのは、何よりもまず病院に勤めているものなのです（もちろん診療所の外来診療科で働くこともありますが）。

さて、精神病院の抱える患者さんは何万人といますが、これに対して公立精神病院の数は五三一軒、忙しい日々が続きます。状況は危機的で、前にも触れたかと思いますが、病床数にまったく余裕がありません。でもこういった異常な状態に、政治家も役人も、誰も向き合おうとしないのです。精神病院に誰かが入院すれば、納税者には一日当たり六〇〇から二〇〇〇ユーロの負担が発生します。他方で私立のクリニックであれば、かかる費用は一三〇ユーロ以内に過ぎませんし、給料から天引きされたりもしないわけです。

たしかに公立病院は手広い領域をカバーしています。つまり、無料診療所（心理医学センター）、集会所、時間限定治療センター（CATTP）、治療アパート、訪問治療サービスなども一緒に設置されています。ただその分かかるコストは高くなります。ものすごく高くなるのです。このアンバランスは、支出の大部分が（無駄に数の多い）管理者たちへ流れているのを考えても、とても容認できるものではありません。

その一方、私立の精神病院やクリニックは一五六軒しかありません。病床数はフランス全体の約五分の一ほどです。裏を返すと公立精神病院で病床数全体の約七割を占めているのですが、実際に機能しているかどうかという観点から見れば、私立病院が果たす役割はその病床数以上だと言えるでしょう。二〇〇九年のデータでは「公共の」精神医学の維持運営にかかった費用が七五〇億ユーロで、これに対して私立のクリニックへの補助金の額は五億ユーロでした。五分の一どころではないわけです。

ここから概算して、（本人負担額とは別に）一回の入院にかかっている費用を推定してみると、私立では五三〇〇ユーロ、公立では一万ユーロとなります。私立の施設は生き残りがかかっていますから、「特別病室の割増料金」といって高い料金をとったりもしますけれど（役所に提出する社会保険の請求書は病院がつくってくれます）、実際にはそうして得られたお金はケアの充実へと回されています。またそうすることで、比較的裕福な人びとだけを受け入れるようにしているのです。これはつまり、きちんと共済保険に入っていて支払い能力のある人のみ相手にするということですから、あまりモラルにかなっているとは言えないかもしれません。「金持ち専用」と揶揄《やゆ》されても仕方ないかもしれません。

僕が行政担当者や官庁の役人、ジャーナリストといった人びとと話をするときは、こういった話をよくするのですが、みなさん毎回おっしゃるのです。「それはひどい。先生、この状況はですね、絶対に何とかしないといけません」。でもそれっきりです。半年くらい後、同じ人とたまたますれ違ったときにもう一度話をすると、「それはひどい。先生、この状況は絶対に……」。やれやれ、たいそう優れた記憶力をおもちのようです。

(この話はそろそろやめましょう。僕もだんだん自分に酔ってきたようです……)

ですから、わたくしパトリック・ルモアンヌが思うに、

精神科医には、患者さんたちを襲うさまざまな不具合について、

一般の人びとや政治家たちに知らせる役目もあります。

だからこそ精神科医は、労働組合の役員になったりすることもあるわけです。

本を書くことだってあります。

カルテ11

パニックの発作

その男性が心筋梗塞だといってはじめて救急に運び込まれたのは、三十五歳のときでした。今回がもう三回めです。発作のたびにすぐ消防に電話をかけることはなくなりましたが、待っていたのは地獄の生活でした。

ジャン＝フィリップは精力的で意欲的な管理職《エグゼクティブ》でした。ジョギングを愛するスポーツマンで、結婚して二人のかわいい子どもがいます。かっこよくて金持ちで、要するに幸せになるためのすべての条件を備えておりました。

そんな彼が、いまは心筋梗塞におびえています。ちょっとした息切れや、胸を締めつけるような痛みがあると――「怖いのです」――不安でのどがつまって、体は震え、どっと冷や汗が出て、これはもうじき死ぬのではないか、自分はもうダメだと思うのだそうです。

外で気分が悪くなるといけないので、ほとんど外出もしません。仕事にもその影響が出ています。奥さんは、ご主人が「この病気の特効薬はワインだ」と言い出してから心配になったそうです。実際ジャン＝フィリップは、少しばかり酒ビンと仲良くしすぎる傾向がありました。それに、しょっちゅう抗うつ薬の錠剤を飲んでいたりするのです。

ジャン＝フィリップはいっとき磁気療法にハマって、マグネシウムを飲んだりしていました。それから精神分析に移り、さらには抗酸化作用のある食餌療法も試したそうです。どれも効果はありませんでした。調子のいい日は大丈夫なのですが、何かひとつ不安を抱えるとそれが三倍になるのです。自分はダメだと感じる日々が重なれば、もうそろそろ終わりにしたいと思うのだそうです。抑うつ状態になることを、ではなく、人生そのものをです。

話し合いには何カ月もかかりましたし、最終的に精神科への受診を決心してもらうためには奥さんからの説得も必要でした。「俺は狂ってなんかいない！」ジャン＝フィリップはしょげかえった顔をして、小さな駄々っ子のように僕の前に座って目を伏せ、奥さんに代わりにしゃべらせるのでした。

僕は「これはパニック障害です。病因は現在よくわかっていませんが、必ずしも心理的トラウマのようなものが原因とは限りません」と説明しました。要するに、不安で神経が興奮するのが問題なので、治療自体は比較的シンプルなのです。ただ、治療にはかなりの忍耐力を必要とします。僕は患者さんに、セロトニンの再取り込みを阻害するタイプの抗うつ薬を処方しました。そうして、「あなたがうつ病ではないのはわかっています。この薬も、製薬会社は抗うつ薬って呼んじゃってますけど、他のたくさんの病気にも効果がある薬ですからね」と念を押しました。僕はさらに、飲みはじめて二、三週間は症状が悪化すると（よい兆候なのです）、だがその後に症状は雲散霧消していくと説明しました。それがよい知らせのほうです。悪い知らせのほうは、治療をやめるとほぼ間違いなく症状が再発してしまうということ、つまりは、この薬を一生ずっと飲みつづけないといけないということでした。

僕はジャン＝フィリップに心理カウンセラーを紹介して、認知行動療法もあわせて受けてもらうことにしました。リラクゼーションや談話療法は、治療をより効果的にします。どうも本人はあまり気が乗らないようでしたが。

それから一カ月後に再会したところ、ジャン＝フィリップはすっかり生まれ変わっていました。「ここ一週間、一度も発作が起こってないんです。こんなこと今までなかったのに！」僕は服薬を続けるように言い、ジャン＝フィリップはよろこんでうなずきました。でもそれから一カ月後、急に飲むのを止めてしまったのです。二週間後に病気が再発しました。奥さんにこってりとしぼられてまた服用を開始しましたが、今度また効果があらわれるのは三週間後なのです。

現在、ジャン＝フィリップは五十歳になっています。ここ十五年間で三回ほど薬をやめて、そのたびに病気がぶり返していました。ついに理解してもらえたのか、いまでは意識的に薬を飲みつづけているようです。この病気は糖尿病のようなものですよ、コントロールすることはできるけど、すっかり治ることはないんですよと伝えました。

いまでもジャン＝フィリップは元気にしています。

12 精神科医の日々の治療

この本をここまで書き進んできて、まだ精神科医という職業の日々の実態についてほとんど語っていないことに気がつきました。もちろんこの職業の中心を占めるのは「治療行為」です。外来患者が相手であれ入院患者相手であれ、またクリニックであれ無料診療所であれ、精神科医の第一の役目は治療することです。

対象となるのは、統合失調症などの精神病だったり、不安障害、恐怖性障害、強迫性障害、PTSDといった神経症だったり、うつ症状、アルコール中毒、薬物中毒（多くはありません）、不眠や過眠などの睡眠障害、燃え尽き症候群だったりします。アルツハイマー型認知症の患者さん、まったく気力を失った人びとと、無意識にリストカットする人びと、大量に服薬してしまうのに自分ではどうすることもできない人びとも治療対象です。線維筋痛症（FM）、慢性的に疲れが抜けない人びと、ギャンブル依存などで生活が破綻した人びともそうですし、拒食症や過食症、体に悪いと思い込んだ食べ物を極端に避ける症状（オルトレキシア）も扱います。やはり多くはありませんが、妄想症もそうです。哲学的な問いに取り憑かれすぎて病気になってしまうケースもあります。ヒステリー、虚言症、境界性パーソナリティ障害のようなものもありますし、極端なゲーム中毒、セックス中毒、ワーカーホリック、理由もなく窃盗をくりかえす人、あるいは性格の極端なかたより（サイコパス）もそうです。

精神医学は、こころに傷を抱えた人びとをすべて対象とするのです。

精神科医は、薬を処方し、心理療法をおこない、何年も患者さんの話に耳をかたむけ、アドバイスします。たいていいつも「ダメです」と言い、でもときどき「いいですよ」と言い、そうして患者さんをいらいらさせたり、勇気づけたりします。精神科医は誠実であり、（つねにとは言いませんがたいていは）親切で、症状がちょっとでも快方に向かうのを根気強く待つことができます。思いやりがあって、焦らずゆっくり時間をかける術《すべ》を心得ています。

精神科医は、他の分野の医師と同じく治療のプロです。ペテン師や宗教の教祖ではありません。有効性を確認されている治療法のみを提案します。

精神科医は、人びとの同一化のモデルとなる人物、つまりお手本になるような人物であって、プライベートにおいてもそうでなくてはなりません（僕がモラリストで道徳の伝道師であることは前にお話してあったと思います）。

そして、精神科医はけっしてうそをつきません。

「泣いた精神科医」

むかしむかし、あるところに、自殺することだけを夢みている娘がいました。[*52] その娘と一緒にいる魅力的な王子様、じゃなかった、魅力的な精神科医は、やはりたったひとつのことだけを願っていました。その患者さんの自殺を防ぐことです。

一週間に二度、娘は精神科医に、「もう死ぬより他にどうしようもないの！」と言いました。そして一週間に二度、精神科医は娘に、「そんなことはありません！」と言いました。「生きることは素晴らしい。生きてさえいれば、希望だって見つかります。いつかきっと、いいお薬が見つかりますよ。新しい心理療法だって見つかります。だって、医学は日々こんなに進歩しているのだから」

娘はゆずりませんでした。精神科医もゆずりませんでした。娘が強く言いはれば言いはるほど、精神科医も強くふんばるのでした。そうして何年もの時が流れました。そのあいだ、精神科医は娘があちらの世界に行ってしまうのを、けんめいに引き止めつづけました。

そんなある日のことです。疲れ切った精神科医はついに壊れてしまいました。娘の前で突然涙を流し、「もうダメです、こんなに長年がんばったのに、あなたの自殺願望をちっとも治せないなんて。ああ、僕にはもう無理だ、いまでは僕もときどき死んでしまいたくなるんです……」と泣きくずれました。

娘は静かに立ち上がると、やさしく精神科医の手をとって、耳もとでそっとささやきました。「先生、そんなに泣かないで。先生はいつかわたしに教えてくださったわ。生きることは素晴らしいって。生きてさえいれば、きっと希望が見つかるんだって――」

結局、二人はどちらも自殺することはありませんでした。それから二人は（それぞれ）結婚して、それぞれたくさんの子どもを育てました。

カルテ12　ナイフと涙

ジェルメーヌは僕の診察室で泣いていました。いままでこんなに泣く人を見たことがないというくらい、おいおいと泣きじゃくっていました。泣きわめき、しゃくりあげ、鼻をかんだかと思ったら、またそれをくりかえすのです。わたしにはおばあちゃんの資格がないと言って、いきなり泣きはじめたのです。

ジェルメーヌは待望のお孫さんをこころから愛していました。とてもかわいい三カ月の赤ちゃんです。そう、お孫さんのセラファンは生後三カ月なのでした。それなのにジェルメーヌは、もし家のなかに一本でもナイフがあったらセラファンを刺し殺してしまうかもしれないという考えに取り憑かれ、苦しんでいたのです。

その強迫的な観念に耐えられず、かといって誰かに話す勇気もありません。だから、どうして家中のナイフをぜんぶすっかり捨ててしまったのか、その理由をご主人や娘さんに説明することもありませんでした。ジェルメーヌはそれほどセラファンを愛していたのです。

僕は、これは加害恐怖と呼ばれるもので、強迫性障害の一種ですと説明しました。でもそんな説明は何の役にも立ちませんでした。僕はさらに、加害恐怖の人はそれを実際に行動に移すことはないんですよ、一件も報告されてないんです、と説明したのですが、ジェルメーヌの耳にはあまり入っていないようでした。

僕はセロトニン再受容を阻害する薬（プロザック、デロザット、セロプレックスといった商品名で流通しています）を処方して、念のため同時にクリニックで認知行動療法をおこなっている治療家さんにも診てもらうことにしました。

回復はとてもゆっくりでしたが、僕はけっしてあきらめず、ジェルメーヌ専用の治療プログラムを念入りにつくり上げました。バーチャル・リアリティにもとづいた心理療法のプログラムです。３Ｄで描かれたジェルメーヌの分身《アバター》は、画面のなかの赤ちゃんたちをナイフでめった刺しにすることはできず、つまりその恐ろしい幻想を実現することはありません。大事なポイントは「もう心配しなくていい」という部分で、この方法はうまくいくはずでした。まあ、うまくいかなかったらまた別の方法を考えるだけですが。精神科医はけっしてあきらめないのです。

精神医学における治療というのは、クリエイティブなものであるべき場合もあるし、そうであってはならない場合もあります。治療法というものは、患者さんひとりひとりに合わせて、医師と患者さんでお互い協力してつくり上げていくものなのです。

13 こころの病気にかかわる職種

こころの病気にかかわる仕事にもさまざまなジャンルがあって、いくつかに分類して考えることができます。

精神科医

小児科医とか内科医とか外科医とか、ともかく「○○医」という接尾語があらわしているのは、それが「医者」だということです。ですから精神科医《プスィキアートル》も、フランスの伝統にしたがって「先生《ドクター》」と呼ばれるのです。精神科医は、精神科を専攻する前に七年間の学業を修了した医師です。専攻に分かれてから精神科医になるまでにかかる期間は、現在のフランスでは五年となっています。

だから精神科医というのは、心的な障害に苦しむ人の問題を熟知し、なおかつ医薬品を処方する権利をもった人物ということになります。

精神科医のなかにもときどき、とにかくすぐに薬を出す人や（化学医と揶揄《やゆ》されることもあります）、逆に薬の処方は一切やらないという人（心理療法家型）がいます。僕に言わせれば両方ともほめられたものではありません。精神科医には、必要に応じて薬による治療と心理療法の両方をおこなう社会的な責務があると思うからです。

実際、精神作用のある薬のなかには、同時に心理療法をおこなわないとあまり効果が上がらないタイプのものもあります。またその一方で、国の社会保障（医療保険）制度の適用のときに想定されているのは、心理療法ではなくあくまで精神科での治療なのです。心理療法しかおこなわない精神科医は、事実上の心理療法士になっていきます。

そのこと自体はべつに不名誉なことではないのですが、患者さんが社会保障（保険料）の給付を請求する書類に、医師としてサインしてはいけないと思うのです。まったく同じ治療を受けていても、それが精神科医、心理学者、心理療法士のいずれによってなされたかによって、保険料の払い戻しを受けられるかどうかが変わってくること自体が、実際おかしな話だとは思いますけどね。もし僕が心理学者か心理療法士をやっていて、もうちょっとだけ思い込みの激しい性格だったら、不当競争だといって訴訟を起こしているかもしれません。患者さんたちだって当然、どうせなら給付が受けられる人のところを選ぶはずですから。

心理学者とこころの談話

心理学を修了するには五年かかります。するとプロとしての心理学士の学位が公式に与えられるのです。心理学者《プスィコローグ》がおこなうのは、人びとの相談を受けること、心理療法、それから知能テストや性格テストなどです。おかしなことに、フランスの社会保障制度ではこの職種はカバーされておらず、心理学者のカウンセリングを受けても社会保障の給付対象にはなりません。これはヨーロッパ法と完全に矛盾しています。だってヨーロッパの他のほとんどの国では、学位のある心理学者は正式な心理療法士として認められるのですから。だからフランスの心理学者の報酬は、むしろ民営の共済保険制度でまかなわれていたりします。

すでに名の売れた心理学者なら話は別ですが、こうした逆説的な状況は、実践家として生きねばならない一般の心理学者たちを不利にするだけではなく、精神科医たちにとっても重要な帰結をもたらします。とくにフランスのような、精神科医の数が周囲の国より二、三倍も多い国ではそうです。

一般に、精神科の予約をとるには長いこと待たなくてはならず、ときには新規の患者さんを受け入れてくれないケースすらあるわけです。もう一度言いますけれど、フランスの精神科医の数は、これでも先進国中でかなり多い方なのです。アリストテレスは「自然は真空を嫌う」と言いましたが、（払い戻しの関係で）患者さんが心理学者のもとに行きたがらないとなると、精神科医たちの多くは心理療法家的な仕事に安易に流れていきがちになります。したがって、精神科医の大部分はまともに精神科医の仕事をしていないという事態が発生してしまうわけです（証明終わり）。

やれやれ、シュールレアリズムの小説家アルフレッド・ジャリの不条理であまりにシュールな作品も、このフランスで生まれたとすれば納得できます。そして（精神分析家ジャック・ホフマンが語っていたような）精神分析こそが精神医学の「高貴な部分」であり、薬の処方は「野蛮な部分」なのだといった妙な考えが広まると、こうした状況はさらに悪化していくのです。

おそらくフランスでも、近隣諸国と同じように心理学者や心理療法士に適切な地位を認めるようにすれば、それで十分なはずです。社会保障でちゃんとカバーされるようにすればいいのです。そうすれば、フランスには精神科医がたくさんいるという事実に人びとも気がつくでしょう。このシンプルな解決策によって経済的にも最適化がはかられて、精神科医より心理学者のカウンセリングのほうが格安だという、言わば当たり前の状態になっていくはずです。

心理療法士

つぎに「心理療法士《プスィコテラプート》」ですが、この職種がフランスで公式に認可されたのは、二〇一〇年五月二十日以降のことです。*53 法令でさらに細分化されて、その一部は精神分析家のために割り当てられました。心理療法士にはさまざまな療法の専門家が含まれています。たとえば精神分析、認知行動療法、家族システム工学療法、催眠療法、瞑想療法、精神解放認知療法《マインドフルネス》、生体自己制御法《バイオフィードバック》、精神安定療法《ソフロロジー》、（いろいろ種類がありますが）リラクゼーション、まだ他にもあります。

こうした技法は重要で、患者さんに的確なアドバイスが与えられれば、必ずや何かプラスの効果があります。それに心理療法には、患者さんの症状を悪化させてしまう危険性が比較的低いという、非常に大きなメリットがあります。つまり、向精神薬を摂取しすぎて心身にダメージが及ぶといったようなことはないわけです。にもかかわらず、心理療法士という職種は法律で十分に保護されていなくて、このことはもうずいぶん前から問題視されてきました。

いや、僕の知り合いにですね、以前小さな食料品店をやってた男がいるんですけど、ある日大型スーパーが近所にできることになって、困ったというのです。結局お店はやめてしまって、それがどん底の時期でしたけど、生活のために心理療法をはじめてみることにしたのです。数年かかって資格をとって、心理療法士として開業して、最近はＢＭＷを買ったと言ってましたよ。たぶんこの人はもともと才能があって、多くの顧客を抱えることができたのだと思いますけど、でも若い頃から専門教育を受けてきたわけでもなく、あと誰かが自分の間違いを正してくれるわけでもないので、そのあたりは何だか危ういような気がするのです。何かあったときに、たとえばクライエントが急にわめきちらしたり、暴れ出したり、自殺したいと言い出したりしたらどうするのでしょうか？　誰かの治療にあたる職業につく人は、長い時間かかって専門教育を受け、さらに自制心と教養を身につける必要があると思うのです。

こういう話をすると、読者のみなさんは僕が排他主義《コーポラティズム》におちいっているように思われるかもしれませんけれど、つまり、自分たちの仕事に簡単に入ってきて欲しくないと言っているように見えるかもしれませんけど、そうではないのです。まったく逆なのです。新しい職種がもっと立ち上がって、正式に資格認定もされて、互いの弱点をカバーしあうような状況になるのが望ましいと思っているのです。

精神分析家

「精神分析家《プスィカナリスト》」は心理療法士の一種ということになります。正式に認可されたのは二〇一〇年五月二十日でした。それ以前には、べつに医師や心理学者や看護師の資格がなくてもフロイト派（精神分析家）を名乗ることができたわけで、ですからたとえば、うちのマンションの管理人さんや保険業者さんが「デュシュノック氏・精神分析家」とか「タルタンピオン夫人・精神分析家」

といった表札を勝手にかかげたとしても、誰も文句は言えなかったわけです。いまではようやく専門家であることを保証してくれるものができまして、ちゃんと営業税を納めている精神分析スクールに五年間は通わないといけないことになっています。まあでも、裏事情まではわかりませんけどね。どれがまともな学校かなんてぱっとわかりませんし、しかも学校どうしが悪口を言い合っているような状況では……。

ですから、わたくしパトリック・ルモアンヌが思うに、やや同語反復ですが、精神科医はあくまで精神医学をすることで、人びとの役に立っているのです。

カルテ13

ホールド・ダウン

ジャニーヌはあるスーパーマーケットで出納係の係長をしていました。結婚はしていませんでしたが、十年前から「三人のかわいい赤ちゃんをさずけてくれたパートナー」

と一緒に住んでいました。当人はちょっと神経質な性格だと言っていましたが、とても順調な人生でした。

ところがあるとき突然、スーパーマーケットに強盗が入ったのです。目と口だけ出したフードを頭からすっぽりかぶった三人組が、ピストルを持って押し入ったのでした。三人はまっすぐジャニーヌのところに向かってきて——「当然です、係長ですから」——そのえり首に銃口を押し当てました。案内しろと命令され、ジャニーヌは黙ってそれにしたがいました。うなじのあたりに鉄の冷たい感触を感じながら、大階段を一段ずつ上っていきます。そのあいだスーパーの客や店員たちの何十という視線がジャニーヌに降り注いでいました。十二分間、ジャニーヌが氷のような銃口を当てられて金庫室のなかにいたのは十二分間でしたが、それは永遠に終わらないかと思われる恐ろしい時間でした。その後も犯人の車で遠くに連れ去られ、田舎でひとり置き去りにされて、そこでようやく解放されたのです。

ジャニーヌが毎晩悪夢にうなされるようになってから、一年くらいがたちます。事件のときのことを夢のなかで克明に再体験して、悲鳴を上げながら目をさますのです。起きている昼のあいだも同じです。仕事をしていても休息していても、料理をしていてもテレビを見ていても、あのときの光景がありありと浮かんでくるのです。強烈で恐ろしいフラッシュバック体験でした。ジャニーヌは不安のなかを生きていました。知らない場所にやってくると、何かを探しまわるように、どうしてもうろうろと歩きまわってしまうのです。

自殺未遂はこれまでに三度。飲酒の量も増え、気難しくなって、仲のよかった人びとを遠ざけるようになりました。誰にもこころを許しません。上司からは警告状を二回受けました。診断は明白でした。「心的外傷後ストレス障害（ＰＴＳＤ）」、むかしは賠償神経症と呼ばれ、本当の病気ではないとすら思われていた病気です。

僕はＥＭＤＲ（眼球運動による脱感作および再処理法）による治療を提案しました。左右に振られる治療家の指を目で追いながらトラウマ体験を思い出していくという方法で、非常につらいこともある治療法です。カタルシス作用を得るためとはいえ、トラウマとなった出来事を追体験させられるのですから。でも、うまくいけば非常に高い効果があることが知られています。

ジャニーヌの場合はこれまで精神科にかかった病歴もなく――「強盗が来るまでは全部上手くいっていました」――それに対していまはＰＴＳＤのあらゆる症状を示しているということで、僕はこの方法で大丈夫だという確信をもっていました。そしてだいたい八十分くらいの治療を二回おこなって、症状はすっかり消えていきました。

余談ですが、強盗に入られたその日、ジャニーヌが警察署に証言しに行ったときは、犯人たちのかぶっていたフードの口の部分に穴が空いていたかどうか、どうしても思い出せなかったそうです。ところがいまでは、あのときのどんな場面でも細部まで思い出せるのだそうです！

14
精神科医は何の役に立たないのか、何の役に立ってはいけないのか

パーティなどでときどき言われることがあります。「ああ先生、あなたの前ではわたしは一言も話せません。だって、口から出た言葉をぜんぶ解釈されて、無意識の願望まですっかりバレてしまいますから」。そういうとき、僕はわりとドライにこう言い返すことにしています。「いや、僕は無料《タダ》では仕事しませんから……」

この寒～い空気を何とかしてくれるのは、とろけるようなオマール海老のマヨネーズソース焼きや、あつあつのチーズフォンデュだけです。しかもつねに助かるとは限りません。それでも僕は、同僚たちを守る方法を他に思いつかないのです。人びとに、精神科医も働いていないときには働いていないということを知っておいていただきたくて、だからああいった素っ気ない答え方

になってしまうのです。

精神病患者とは誰か

またときどき、危なっかしい診断をあおぐような質問を受けることもあります。「先生、完全に正常な人なんていないでしょうか」。さっきより興味深い質問で、われわれは誰でも、多かれ少なかれ狂っていると言えないでしょうか」。さっきより興味深い質問で、僕もついつい正常と病理の境界について考えてしまったりします。僕くらいの年齢になると、何かを理論化したい、体系づけたいという欲望が強くなってしまうようです。

僕が考えるに、「狂っている」というのは、心理学的な防衛機制がたったひとつしか作動していないことで、正常だというのは、あらゆる防衛機制がちゃんと働いていることだと想います。たとえば、サッカーのサポーターを例にとって考えてみましょう。試合の直前には、その人は心配になります（不安的防衛）。試合が始まって、応援しているチームが点を取ったら、狂喜乱舞して叫び声をあげ、歌って踊って、誰にでもぺらぺらと話しかけ、優勝はもはや間違いなしとまで夢想するわけです（躁的防衛）。もし相手にゴールを献上すれば、どんよりとしてぴくりとも動かなくなって（うつ的防衛）、さらに二点目を許すなんてことになったら、これは審判がおかしい、買収されているに違いないと言い出したりします（妄想的防衛）。試合に敗れた場合、仲間たちともども相手チームのサポーターと殴り合いのケンカをしたり、停まっていた車に蹴りを入れたりもします（サイコパス的防衛）。勝った場合は、その晩はみんな家に呼び込んでパーティです。がんがんお酒を飲んでどんちゃん騒ぎをして（薬物中毒的防衛）、女の子がいたら口説きまくりです（解離的防衛）。それで翌日になって、部屋がむちゃくちゃになっているのに気づくと、これは掃除と片づけをせねばならないと思うわけです（強迫的防衛）。さて、このサポーター君は、完全に正常な精神の持ち主だと言えます。なぜならこの人は心理学的な防衛機制のすべてを、場面場面に応じて使いこなしているからです。

これとは逆に、たとえばいつもずっと部屋の片づけや掃除ばかりやっている人がいたとしたら、その人は強迫性障害ということになりますし、四六時中男性を誘惑している女性がいたとしたら、その人は解離性障害ということになります。虐げられているという思い込みに取り憑かれていればそれは妄想性障害で、……まあ、このように病気というのは、防衛機制のうちひとつだけが突出して強く作用している状態なのであって、たいていは不適切に、なおかつ過剰に作用してしまっている状態なのだと僕は思います。

ところで精神科医は、何よりもまず「苦しんでいる人びと」を治療する存在です。だから、友人や親戚や通りがかりの人をつかまえて（頼まれもしないのに）即興で診断を下すような真似は、くれぐれも避けねばなりません。パーティのような社交の場で、となりの招待客が打ち明け話をしたときに、精神科医が確信に満ちた顔をしてうなずいていたりすることがありますけど、僕はあれがどうしても許せないんですよね。最悪なのは、そこでさらにいい加減な解釈を語り出してしまうことですが、いや、もし何かよいアドバイスが欲しいのだったら、そもそもこういった連中をパーティに呼んじゃいけませんよ！

警察の手先？

また別の話ですが、大都市の郊外で暴動などが起こると、警察当局では（地域の秩序回復のために）精神科医のチームを向かわせようという声が大きくなるようです。犯罪者はどこか精神的に問題があるのだという考え方がいまだに残っているからです。

車が炎上するとか、窓ガラスが割られるとか、ともかく状況が急速に悪化していった場合には、精神科医も実際に動員されることがあります。該当地区の院長たちが招集されて、場合によっては不良グループの若者たちを押し付けられたりするわけです。若者たちがやらかしたことを考えれば、おそらく精神科医の手には負えないことはわかっているはずなのですが。（一部の人がよろこんで引き受ける）この警察の手先みたいな役柄は、精神科医にとっていいこととは限りません。命を落とす危険だってあるのです。

精神鑑定以外の場面では、精神科医は警察の補助役にまわるべきではないと思うのです。

医師として

くりかえしになりますが、「〇〇医」という接尾語があらわしているように、精神科医というのはあくまで医師です。学生の頃から専門教育を受け、社会的に能力を認められ、そうして医師免状を授けられた医師なのです。精神科医にもいろいろいますけれど、一部の同僚の悪口を言うのはもうやめておきます。同時に、僕は精神科医のなかでもよい精神科医の部類だなあとうぬぼれるのも、このあたりでやめておきましょう。

精神科医は、精神疾患の患者さんに医療をおこなう存在だと僕は考えていて、ですから、薬を処方したり、診察をしたり、あるいはより一般的な医療行為をしたりするのが本来の姿だと思います。心理療法や精神分析しかやらない人は、精神科医ではなく（つまり医師ではなく）心理療法家や精神分析家を名乗るべきなのです。医師ではない人が医師として振る舞い、しかも患者さんが社会保険の給付を受けられるなんて、ちょっとまともじゃないですよ。

もう一度言いますが、僕の言う精神科医は、あくまで精神医学的な営みをおこなうこと以外には役立たない存在です。べつに、精神科医はみんな絶対にそうしろと言っているわけではないんです。望むなら転職して、心理療法士として開業したらいいと思うんですよね。

あ、すみません、僕もそろそろパトロールに出ないといけない時間みたいです……。

カルテ14

救急病棟

救急病棟、十九時、――土曜の夜。廊下は人でごった返していました。怪我や病気の患者さんもあれば、こころの病もあります。看護師たちが足早に駆け回っています。僕も呼び出され、受付のホールへと走っていました。ホール中央、誰か担架に乗っています。昏睡状態の若い女性患者です。長時間意識が戻らず、原因は不明とのこと。先に診ていた医者たちもついにあきらめ、「これは精神科だ」ということになりました。

若き研修医だった僕は、ジョージ・クルーニーそっくりでした（自称）。僕はまず女性患者にていねいに「こんばんは」と話しかけました。そして、ここでは人が多すぎて話せない、診察室の方に移動するのでついてきてほしいと一方的に告げ、さっときびすを返して後ろも見ずに歩み去りました。

つぎの瞬間、他の医師たちは愕然《がくぜん》と目を見張ります。昏睡していたはずの女性患者がむくっと起き上がり、夢遊するようにふらつく足取りでついていくのです！……　二人はやや距離をあけながら無言で廊下を進み、その横を何人もの患者さんがすれ違っていきます。その多くは家族に付き添われていました。ささやく声が聞こえてきます。「見てごらん、あの先生……あの子を助けようともしない……腕を貸すくらいしてあげればいいのに……ちらっと見もしないよ、女の子がかわいそう……なんて、なんてひどい研修医だ……この薄情者めッ！……」

でも僕にはわかっていました。もし一瞬でも振り返るという愚行をおかせば、ましてや腕を貸すなどすれば、患者さんはその場で再び昏睡しぐったりと倒れ込むのです。まるで摘み取られた春のユリのように……。そしてすべてがやり直しとなります。

そう、救急病棟の精神科医とは、非常につらい職務なのです。

15

われ精神を治療す、ゆえにわれ精神科医なり

精神科医たちがメディアに出てきてコメントする姿は、たしかにこの職業が社会的にも役立っていることをわかりやすく示してくれる例ではあります。でも、もちろん精神科医の存在意義はそれだけではありません。もうちょっと言えば、どういう機関に所属している精神科医でも、まずは自分の内輪の人間関係のことを考えてしまいますから、社会問題、人口問題、文化論など、どんな話題にコメントしているときでも、じつはどこか政治的に計算された発言になっているのですが……。とはいえ、マイクやカメラを向けられてコメントする、あるいは新聞・雑誌記事やインターネット上で意見表明するといったことは、精神科医の仕事のなかでもかなり特殊な業務と言えるでしょう。

精神医学はまずもって、ヨーロッパ型の医学のなかの一分野です。伝統的治療法としてのヨーロッパ医学は世界中に広がって成功を収めましたが、それでも世界の約三分の二の人びとが、これとは違った医学をもっていたことを忘れてはなりません。多くの社会では治療は全体論的なものであって、つまり身体と精神は分けて考えることができないとされていたのです。そう思えばヨーロッパの精神医学もやや謙虚で控えめになって、自分の立場をわきまえねばなりません。

すると、つぎの問いが――「精神医学は将来どうなっていくのだろうか」という問いが浮かび上がってくるのです。さて、この特殊な分野には、明るい未来が待っているのでしょうか。それとも他のたくさんの分野と同様に、歴史のくずかごのなかに消えゆく運命にあるのでしょうか。

未来の精神科医

まず精神科医を、ここではひとまず統合失調症、アルツハイマー、躁うつ病といった病気の治療者だと仮定して、その未来予想をしてみましょう。アルコール中毒を含めてもいいかもしれませんが、精神科医という職業の存在意義は、奇跡的な治療法の発見によって一気におびやかされる可能性があります。極端な話、ある日精神病に非常に効果のあるワクチンや特効薬が見つかったとしたら、精神病院はもはや不要となるのです。世界中で何百何千という病床が閉鎖となり、何百何千という人が失業します……よいことですけどね。むかし肺結核に効く抗生物質ストレプトマイシンが発見された途端、結核患者専用の療養施設《サナトリウム》や結核学の医師たちが一気に姿を消していったことがありましたが、あれと同じようなことが起こりうるのです。

精神病も精神科医もこの世から消えるなんて、ありえない夢物語でしょうか、それとも十分にありうる話なのでしょうか。さあ、それは未来になってみないとわかりません。

つぎに、神経症の患者さんのケアについて考えてみましょう。ストレスや疲れ、不幸な出来事などによってこころの病気におちいってしまった患者さん、あるいは拒食症や仕事中毒、不眠症のような「文化の病」はどうでしょうか。こちらに関してはどうやら未来の精神医学も、晴れやかな日々が続きそうです。ヨーロッパでは神父さんやらお坊さんやら、ともかく悩める魂の導き手だった人びとの後を継いだのが精神科医たちだったので、おそらくその方面のニーズはこれからもずっとあるだろうからです。自由を奪われて苦悶する犯罪者たちのための刑務所訪問の仕事も消滅することはないでしょう。

犯罪といえば、精神鑑定やその関連業務についても同じことが言えるかもしれません。精神科医には、他の分野の専門医たちに精神医学の知識を広めるという重要な役目もあるのです。純粋に体の病気のみを抱えている患者さんは全体の五〇パーセントに満たないと言いますし、ということはそこは精神科医の領分なのです。

精神科以外の医師にも、傾聴や共感の重要性を教え、隣接分野が共同で問題にあたる場合はお互いのことを（少しは）知っておく必要があると説明するのです。また医師ではなくても、学校現場の教育者、看護師、育児の専門家、大学の先生、ソーシャルワーカー、裁判官、弁護士、警察官といった人びとにも、精神医学の知見は有用でしょう。専門職・技術職に近い職種の人でも、人間のことについて知っておくのはけっして悪いことではありません。

最後に残ったのは、社会学者や哲学者、ヒューマニストとしての精神科医です。社会のことについて考える仕事ですね。精神科医の仕事のうちのこういった側面は、精神分析が世界的に暗礁に乗り上げてからというもの、つまりは脳神経科学的なアプローチが大勝利をおさめて以降、非常に弱くなってしまいました。今後インパクトの強い学説が出されれば、ごくわずかしかいない少数派という地位から脱することもあるかと思います。

またもや例外となるフランス

ところで、フランスの精神科医たちを、金儲け主義的だと非難することはできないでしょう。フランスでは精神医学がカバーする領域が次第に減ってきているからです。諸外国の動きとは反対に、公式には放棄された領域が数多くあります。アルコール中毒や薬物中毒といった依存の問題、肥満症、睡眠障害、神経変性疾患、いわゆる心身症、性同一性障害などがそうです。

むかし僕の愚かな上司が「公立の精神病院は統合失調症だけ受け入れていればいいんだよ」と

言っていたのを思い出します。まあそれは口先だけで、うつ病患者も通院患者として受け入れていましたけど。でもそれでほぼ全部でした。現在フランスの精神科医たちは、実際の日々の業務においては、(幸か不幸か)引きつづき重度の精神病以外の病気の治療にもあたっていて、やりがいも感じているようです。ただ、そうした病気の知識については、もう大学などで教わる機会がなくなって、とくに摂食障害と睡眠障害については完全にそうです。これからの人はどうやって、アルコール中毒患者が食事に関するアドバイスで立ち直ることがあるなんて知識を得るんでしょうか。フランスのかかえる逆説的問題です。

精神科医でありつづけること

「僕は何の役に立っているのだろう」——それが、この本の最初の問いでした。この本を締めくくるにあたって、すでにだいたいのところはお答えできたのではないかと思います。だから僕は穏やかな気持ちで、つぎの最後の問いに取りかかれます。それは、「どうして僕は精神科医をやめずに続けてきたのだろう」という問いです。

これはつまり、精神医学そのものに将来はあるのかという問いでもあります。こんな職業を続けてきたなんて、悪魔にささやかれたのでしょうか。でも僕もそこまでマゾヒストじゃないと思うので、ですから僕は、ここで自分なりの答えを見つけないといけないのです。よく人に言われるんですよ。「他人の苦しみをずっと引き受けつづけるなんて、よく耐えられるよね」って。「そのうち自分が壊れちゃったりするとか思わないんですか」と聞かれることもあります。

これに対して、僕が考えついた答えは二つです。

ひとつは、職業人としてうまくやっていけているという自負があるからです……いや、謙虚を説く僕としたことが、またもや高慢の罪を犯してしまいました。でも、プロとして成功するかどうかは、自分に向いている仕事をやれているかどうかにかかっていると思うのです。

たとえば、もし僕が外科医とか歯医者さんになっていたら、まったくマニュアルにしたがおうとしない僕には、すごくしんどかったと思うのです（僕よりむしろ僕の患者さんたちにとってですが）。逆に、精神科医というちょっと変わった仕事は肌に合ったみたいで、やっていてつらくないんですよ。自分が誰かの支えになっている、不安を少しでも取り除いている、ときには病気から回復させているという実感があります。それこそまさに医療や看護にたずさわる人びとの最終目標ではないかと思うのです。

もうひとつは、僕にはどうやら生まれつき特殊能力があったらしくて――とくに自慢できる能力ではないですが――病院を出るときにあっさり「白衣を脱ぐ」ことができるのです。*54 あるいは頭の漏斗《ろうと》でもいいですけど、つまり病院の外では、僕は精神科医ではなくなっているんです。家にいるときの僕は夫であり、父であり、おじいちゃんです。あるいは物を書く文筆家であり、趣味の同好会メンバーであり、庭いじりが好きな園芸家です。僕はまた、生きものの観察が好きな動物行動学者であり、鳥類学者であり、人類学者でもあります。あとは旅行も好きですし、おいしいものを食べるのも大好きですし、いまだにどこか夢見がちな少年でもあると思います。

要するに僕は自分の人生を謳歌《おうか》しているのです！

僕に何か秘訣があるとしたら、たぶんそのあたりのことではないかと思います。

原注

＊1　リチョット・カヌード『狂気の対角線』（原題は『解放された者たち』）、パリ、プロン社、テール・ユメーヌ叢書、二〇一〇年（Ricciotto Canudo, *Diagonale du fou* (titre original : *Les Libérés*), Paris, Plon, coll. Terre humaine, 2010）。

＊2　ピュッサンについてはウェブサイト「医師のポートレート」を参照した（« Portrait de médecins », http://www.medarus.org/Medecins/MedecinsTextes/pussinjb.html）。

＊3　パトリック・ルモアンヌ『医学の地獄は善意の影に』、パリ、ロベール・ラフォン書店、二〇〇五年（Patrick Lemoine, *L'enfer de la médecine est pavé de bonnes intentions*, Paris, Robert Laffont, 2005）。

＊4　シャラントン王立施療院、ヴィルエヴラール施療院、ヴィナティエ施療院といった都市近郊の大型収容施設は、その後、都市の発達とともに都市圏に吸収されていきました。

＊5　パトリック・ルモアンヌ「精神病患者と戦争」、『永遠』第六五号、二六―三一頁、一九九九年（Patrick Lemoine, « Les malades mentaux et la guerre », *L'Infini*, n° 65, p. 26-31, 1999）。

＊6　同右。

＊7　イザベル・フォン・ブエルツィンクスレーヴェンによる引用も参照のこと（「精神衛生

一九四一―一九四二年」、『ショアー歴史誌』第一八三号。Isabelle von Bueltzingsloewen, « Santé psychique 1941-1942 », *Revue d'histoire de la Shoah*, n°183)。

＊8 アレクシス・カレル『人間――この未知なるもの』、パリ、プロン社、一九四七年、三八七―三八九頁(Alexis Carrel, *L'Homme, cet inconnu*, Paris, Plon, 1947, p. 387-389)。

＊9 ナチス占領下のフランスにおいて、《真の英雄》ルイ・ルヴォル教授は強制収容を覚悟したことがあったそうです。当時リヨンを治めていた(親ナチス派の)アレクサンドル・アンジェリ知事との会食のときのことでした。教授は精神病患者たちにちゃんと食料が行きわたるよう強く要求しました。ヴィシー政権は一九四三年までこれを拒否しつづけていたのです。するとアンジェリ知事は振り返って、後ろに控えていた側近のひとりにこっそりと、しかし周囲にわざと聞こえるように話しかけました。「いったい誰だ、この頭のおかしなやつは?」

＊10 フランス語で「神父に従順な信者」を示す語(ouaille)は、ラテン語で「羊」をあらわす言葉(ovis)からきた宗教用語。

＊11 ここでバルヴェ先生のほほえましいエピソードをひとつ紹介させてください。「わたしがどうして精神分析に染まらなかったか、不思議に思うだろうね。じつは二回ほど試してみたことがあったんだよ。一回目は、最初のセッションの次の日に分析家の先生が亡くなった。二回目は、あれは一九三九年の八月三十一日のことだったが、翌日に第二次大戦が勃発した。だからね、精神分析は本当に危ないんだなと思ったんだよ。二度とやってみようとは思わないね」

＊12 国立統計経済研究所(INSEE)によれば、四万八五八八人の死者が出たといいます。

＊13　アルトーは次のように書き残しています。「フェルディエール博士はわたしの記憶を失わせるために、三年のあいだに五十回も電気ショックの苦痛を与えた。わたしの自我意識が強すぎると感じていたのだ」。博士の返事はこうでした。「アルトーはわたしを野蛮人だ、鬼だと言って非難した。精神病院の医師は誰であれ、こうしたクレームに何百回、何千回とさらされる。……この職種はいつも攻撃にさらされるのだ。患者が自殺すれば、医師の責任となる。退院させるのが早すぎて患者が殺人を犯せば、やはり医師の責任となる」

＊14　当時はまだ精神科看護師という職業が存在していて、専門学校や学位も用意されていました。（国家資格をもった）「国家看護師」と同列ではなく、ですから一度どこかに勤めたらどこへも動けず、総合病院で働くこともできませんでした。

＊15　後述するフィレンツェのイゾロット地区の話（第5章）を参照。

＊16　局所用薬は（塗り薬などの）適用したところに作用する医薬品。

＊17　本書におさめられた症例報告の出典は、パトリック・ルモアンヌ&フランソワ・リュピュ『処方箋に関する思い違い』、パリ、アルマン・コラン書店、二〇〇六年（Patrick Lemoine et François Lupu, *Qui-proquos sur ordonnance*, Paris, Armand Colin, 2006）。

＊18　アラブ世界の精霊。

＊19　アラブ世界の悪魔だが、騒がしい子どもの意味もある。

＊20　たとえば「医療活動ベース診療報酬制度」（T2A）。

＊21　フランスの独立行政機関「反差別・平等促進のための高等機関」は二〇〇五年に設立、

二〇一一年に解散し、現在その業務と理念は「人権擁護機関」に引き継がれている。

*22 『蛇の穴』（Snake Pit）は一九四六年に出版されたメアリー・ジェーン・ウォードの小説。作者は精神病院への入院経験がある。

*23 ジェラール・オーフ『精神科医なんてやめてやる』、パリ、ストック社、一九七五年（Gérard Hof, *Je ne serai plus psychiatre*, Paris, Stock, 1975）。ちなみにオーフは正式な免状をもった精神科医であったことは一度もありませんでした。

*24 DSMはアメリカ精神医学会発行の『精神障害の診断と統計マニュアル』。世界保健機関の発行するICDと同様、あらゆるこころの病気を分類しています。

*25 トーマス・サス『精神病という神話』、パリ、ペイヨー社、一九七五年（Thomas Szasz, *Le Mythe de la maladie mentale*, Paris, Payot, 1975）。

*26 ミシェル・ジレ「歴史、理性への回帰、六八年以降」『社会生活と治療』二〇〇一年三月号（第七一号）、五二―五七頁（Michel Gillet, « Histoire. Retour à la raison. L'après 68 », *VST–Vie sociale et traitements*, 2001/3 (n°71), p. 52-57）。

*27 同右。

*28 デヴィッド・クーパー『精神医学と反精神医学』、パリ、スィユ社、一九七〇年、三九―四一頁（David Cooper, *Psychiatrie et antipsychiatrie*, Paris, Seuil, 1970, p. 39-41）。

*29 「全体包括的心理療法と精神分析マニュアル」、総合精神学会編、二八〇頁（*Manuel de psychothérapie et psychanalyse pléni-intégrative*, Psych'Inté, p. 280）。

＊30　わが友ブルーノ・ムニエルくん、君も覚えているはずだ……。

＊31　アンテルム・ロシェはリヨンの衛生学教授。引用は一九三八年に県知事からの要請で書かれた「病理的遺伝の撲滅に関する報告書」（Rapport sur la lutte contre l'hérédité pathologique）より。

＊32　モーリス・オアイヨン、パトリック・ルモアンヌ、ヴェロニク・アルノーブリアン、マルティーヌ・ドレイフュス「交替勤務者における睡眠障害の蔓延とその帰結」『心身症研究ジャーナル』、二〇〇二年、第五三号、五七七—五八三頁（M. Ohayon, P. Lemoine, V. Arnaut-Briand, M. Dreyfus, « Prevalence and Consequences of Sleep Disorders in a Shift Worker Population », *Journal of Psychosomatic Research*, 2002, n°53, p. 577-583）。

＊33　フランス私立精神科クリニック連合会、二〇一〇年三月二十五日学会報告書、パリ、化学社（Compte rendu du colloque d'UNCPSY (Union nationale des cliniques psychiatriques privées) du 25 mars 2010, Paris, Maison de la Chimie）。同学会の公式サイトでも閲覧可能（www.uncpsy.fr）。

＊34　エリザベート・バダンテール『女であることと母であることの葛藤』、パリ、フラマリオン社、二〇一〇年（Élisabeth Badinter, *Le Conflit, la Femme et la Mère*, Paris, Flammarion, 2010）。

＊35　精神分析の生みの親。

＊36　カテリーヌ・メイエル編『精神分析黒書』、パリ、レ・ザレーヌ社、二〇〇五年（Catherine Meyer (dir.), *Le Livre noir de la psychanalyse*, Paris, Les Arènes, 2005）。

＊37　何があったかと言うと、フランス国立保健医学研究機構がおこなった「心理療法の有効性」に

関する（たぶんにアメリカ的な観点からの）評価報告記事が、一度厚生省の公式サイトに掲載されたものの、フィリップ・ドスト＝ブラジ大臣の指示で消去されるという事件があったのです。うわさによれば、それはこの大臣が（高名な精神分析家ジャック・ラカンの高弟にして娘婿の）ジャック＝アラン・ミレールと夕食をともにした翌日のことだったとも、また、ある精神分析学会の冒頭の挨拶に立ったドスト＝ブラジ大臣が、この撤回について自慢げに語っていたとも伝えられています。

*38 念のために申し上げておきますと、僕は精神分析と完全に絶縁状態にあるわけではありません。とても厳格な分析的サイコドラマのトレーニングを受けたこともありますし、パリ西部のヴォークレソン教育センター（法務省）で「精神分析的アプローチによる教育研究会」と一緒に仕事をしたこともあります。個人的な精神分析は受けていませんが、グループでの分析は受けたことがあります。その二つが同じではないことはわかっていますが。

*39 『精神分析黒書』より（Catherine Meyer (dir.), *Le Livre noir de la psychanalyse*, Paris, Les Arènes, 2005)。

*40 ナネット・ガートレル、ジュディス・ハーマン、シルヴィア・オラーテ、ミッチェル・フェルドスタイン、ラッセル・ロカリオ「精神科医と患者の性的接触——全国調査結果」『アメリカ精神医学ジャーナル』第一四三号、一九八六年、九—一三頁（N. Gartrell, J. Herman, S. Olarte, M. Feldstein and R. Localio, « Psychiatrist-Patient Sexual Contact : Results of a National Survey. I : Prevalence », *The American Journal of Psychiatry*, n° 143, 1986, p. 9-13)。

*41 ワーレン・R・プロッチ「精神力動的精神療法および精神分析における越境行為に関する警句」『フォーカス』第五号、二〇〇七年、四〇七―四一一頁（Warren R. Procci, « A Cautionary Tale About Boundary Violations in Psychodynamic Psychotherapy and Psychoanalysis », *Focus*, n°5, 2007, p. 407-411)。

*42 上記引用は論文「ピューリタン訴訟」からの抜粋。『フランソワーズ・ドルト――人生と往復書簡』、パリ、ガリマール社、二〇〇五年、九〇七―九〇八頁（Extrait de l'article « Un procès puritain », cité dans *Françoise Dolto. Une vie de correspondance*, Paris, Gallimard, 2005, p. 907-908)。

*43 フレデリック・ロザンフェルト『瞑想と自己治療』、パリ、レ・ザレーヌ社、二〇〇八年(Frédéric Rosenfeld, *Méditer c'est se soigner*, Paris, Les Arènes, 2008)。

*44 パトリック・ルモアンヌ『退屈という幸せ』、パリ、アルマン・コラン書店、二〇〇八年(Patrick Lemoine, *S'ennuyer, quel bonheur !*, Paris, Armand Colin, 2008)。

*45 ダン・ブラウン『ロスト・シンボル』、パリ、ＪＣラテス社、二〇〇九年（Dan Brown, *Le Symbole perdu*, Paris, J.-C. Lattès, 2009)。

*46 かつて死刑を待つ囚人が、「患者（パシヤン）」と呼ばれたのはこのためです。差別的な言葉だといって「病人（マラッド）」という言い方をやめ、この恐ろしい言葉に置き換えたというのも考えてみれば奇妙な話です。

*47 ローマ教皇の特使を務めていたアルノー・ラモーリが、この恐ろしい言葉を吐いたのは、

一二〇九年七月二十二日、アルビジョア十字軍が南フランスのベジエ付近に駐屯していたときだったと伝えられています。

＊48 ミシェル・フーコー『わたくしピエール・リヴィエールは、母と妹と弟を殺害しました——十九世紀親殺しの事例』、パリ、ジュリアール社、アルシーヴ叢書、一九七三年（Michel Foucault, *Moi, Pierre Rivière, ayant égorgé ma mère, ma sœur et mon frère. Un cas de parricide au XIXe siècle*, Paris, Julliard, coll. « Archives », 1973）。

＊49 『風刺・書簡・詩の技法』、パリ、ガリマール社、ＮＲＦポエジー叢書、一九八五年（*Les Satires, Épîtres, l'Art poétique*, Paris, Gallimard, coll. « NRF - Poésie », 1985）。

＊50 なお医師全体がフランスで占める割合は、人口千人あたり三・四人。

＊51 マリオン・ルボワイエ「フランス精神医学——差別から先端医学へ」、上院での報告（第三二八号）、二〇〇九年（Marion Leboyer, *La Psychiatrie en France : de la stigmatisation à la médecine de pointe*, rapport du Sénat (n° 328), 2009）。

＊52 僕はこの話をポール・バルヴェ先生に聞いたのです。

＊53 心理療法士の名称使用にかかわる二〇一〇年五月二十日の法令（デクレ）。第二〇一〇—五三四号（SASP1011132D）。『フランス共和国国会議事録』第〇一一七号、二〇一〇年五月二十二日、議題第二十四番。フランス政府公式サイトでも参照可能（www.legifrance.gouv.fr）

＊54 白衣は医師の象徴ですが、僕を含め地方の病院に勤務する精神科医は、もうほとんど誰も白衣を着用していません（少なくとも僕は耐えられないのです）。この変化は一九六八年からです。

訳者あとがき

本書は、Patrick LEMOINE, 2010, *Dites-nous, Patrick Lemoine, À quoi sert vraiment un psy?*, Paris: Armand Colinの全訳である。

著者のパトリック・ルモアンヌは、フランス（リヨン）の精神科医であり、脳神経科学者であり、リヨン第一（クロード・ベルナール）大学にて臨床教育にたずさわる教育者でもある。また睡眠障害やプラシーボ（偽薬）効果に関する研究など、ユニークな分析視角から多数の書物を世に送り出している文筆家でもある。

なお本書は、新泉社からすでに刊行されている『教えてデュベ先生、社会学はいったい何の役に立つのですか？』（フランソワ・デュベ著、山下雅之監訳、濱西栄司・渡邊拓也訳、二〇一四年）の姉妹編にあたっている。この『教えて（Dites-nous）』シリーズは、若い読者向けにさまざまな職業について紹介するという企画で、本書はとくに精神医学・精神医療に関心のある人にむけて語りかけている。

もちろん大学で心理学を勉強している学生のみなさんや、将来は心理カウンセラーやセラピストになりたいと思っている人にとっても興味深い内容の本であるはずだ。日本とフランスとで（資格認定や医療保険などの）制度上のこまかい違いはあっても、精神科医や心療内科医、日本でいう臨床心理士資格関連の職業が、「こころの病気」を取り扱っているという点は共通である。あるいはすでに各方面で専門職に就いている方々にとっても、本書には参考となる知見やアイデアが多数おさめられていると思う。

まずは、この「あとがき」ページを訪れた若い読者のみなさんのために、この本の読書ガイドを示しておこう。多くの書物と同じように、本書も先頭から一ページずつ、真面目に読み進めなくてもいいようにつくられている。何もマンガや小説のような律儀な読み方が、読書法のすべてではないのである。

まず「精神科医」の仕事ぶりや「精神疾患」そのものについて知りたいと思っているみなさんには、各章末に付けられた「カルテ」（症例報告）の部分を、拾い読みしていくことをお勧めしたい。どんな患者がやってくるのか、それに対して医者がどんな質問を投げかけ、どういった治療をほどこすのか、そうした代表的パターンのイメージを先につかんでしまえば、本書はぐっと読みやすくなる。

つぎに、「心理学」や「こころの病気」といったキーワードのほうがむしろピンとくるというみなさんは、いきなりだが第13章から読みはじめるのがよいと思う。非常に短い章だけれども、フランスの「精神科医」と「心理療法士」の大きな違い（薬を処方できるかできないか）について書かれた章で、その点さえあらかじめ押さえておけば、読書中の不要な混乱をかなり避けることができると思う。

あとは以下のガイドにそって、自分の興味関心のある章へと、それぞれ自由に進んでゆかれるのがよいだろう。

歴史編——精神科医たちは何をしてきたのか

第1章の舞台となるのは一九七〇年代の南フランスの精神病院だが、この章は著者パトリック・ルモアンヌの創作による「小説」となっている（「パトリシア」はパトリックの女性名であり、要するに著者の分身なのである）。

この章で語られるのは主に精神病院の歴史である。精神病患者を受け入れる病院は、フランスでは十九世紀（一八三八年）に正式な制度としてスタートしたのだが、とくに一九五〇年代以降に向精神薬の開発が進んだことで、かつての「たんに閉じ込めておく場所」から現代型の「病気を治療する場所」へと変身を遂げた（はずだった）。ところが、患者アルベールの物語を通じて見えてくるのは、一九七〇年代の段階でもまだ（監禁と拘束という）古いやり方が生き残っていたこと、あるいはそれに頼らざるをえない場面が発生しうるという「現実」だったのだ。著者ルモアンヌがあえてこの章を冒頭にもってきた意図はおそらく、「われわれ精神科医たちはいったい何をやっているのだろう」という（自戒を込めた）大きな問題提起なのである。この主題（メインテーマ）は本書全体を通じて以後もくりかえしあらわれることになる。

第2章で扱われているのは精神医学の歴史である。場面は少年時代のルモアンヌが、アクアリウムの幻想的な光景に魅了されつつ、まるで神になったかのような全能感をあじわうところから始まる。だがこの全能感こそが、精神科医がおちいりやすい罠なのだと著者は激しく警鐘を鳴らすのだ。十八世紀末、フランス革命期のピネルやピュッサンによる「鎖からの解放」は、精神医学史を扱う教科書にはたいてい載っているような有名な出来事なのだが、ルモアンヌはここに精神科医のもつべきある種の「謙虚さ」の原点を見る。別の言い方をすれば、患者を前にした医師がついつい「上から目線」になってしまうこと、これこそがルモアンヌのもっとも警戒するところのものなのである。

第3章はかなり短い章となっているが、あえて言えば精神病患者の歩んできた歴史を扱った章と言えるだろうか。また、精神病患者および精神科医に古くから向けられていた偏見のまなざし――精神疾患は伝染する――に言及した箇所でもある。

「反精神医学」編――精神病は存在しない？

第4章からは主題が「精神病」へと切り替わる。一九六〇年代とその前後、学生運動が盛んな頃に「精神病は存在しない（＝社会生活への不適合にもっともらしい病名がつけられただけである）」という考え方（反精神医学）が流行したことがあったのだが、著者はこれを真っ向から受け止めて再検討しようとする。つまり「精神病とは何か」をあらためて問い直す作業に入っていく。もし仮に反精神医学の主張をすっかり受け入れるなら、精神科医という職業はそもそも不要だということになるわけで、したがってこの問いは、「精神科医は何の役に立つのか」という本書のテーマのひとつの変奏でもあるのだった。

第5章ではイタリアやロシアの例までを視野に収めながら、「反精神医学」と呼ばれた潮流の興隆とその爪痕について、考察および反省が試みられる。世代的にはルモアンヌ自身もこの思想潮流の真っ只中を、時に共鳴しつつ、時に違和感を感じつつ生きてきたはずであり、第4章とあわせて非常に読みごたえのある章となっている。

第6章では、家族生活と精神疾患との関連を「発見」したベイトソンらの議論が取り上げられている。ごく手短かな章ではあるが、ベイトソンらの議論が「精神病は存在しない」という前提から出発していたことを考えれば、この章は（反精神医学に関して述べた）先の諸章の補論となっていることがわかる。

第7章は「文化の病」としての精神疾患についてであり、経済危機や労働問題、現代人の生活スタイルの変化といった社会的・経済的要因を視野に入れつつ、著者がこころの病気に関する社会学的な分析を試みた箇所である。ルモアンヌのこうした多芸ぶりには脱帽せざるをえない。

隣接領域編――精神分析学・薬学（向精神薬）・法学（精神鑑定）

第8章からしばらくは、精神医学の「隣人」となる分野の紹介と、それらとの付き合い方が主要な話題となってくる。まず取り上げられるのは（フランスで大きな力をもつ）精神分析学である。フロイト派、ラカン派、クライン派など、学派はいくつかに分かれているものの、精神分析学全般の最大の欠点は、「反駁不可能」な理論体系を作り上げていることだと著者は述べる。つまりこれは、医療の科学（サイエンス）というよりは治療のための技法（アート）であり、人生の示唆を得るための哲学的思考の冒険に近いものだということだ。ただし（「転移」や「逆転移」といった）精神分析学の中心概念について熱心に説明するルモアンヌの横顔からは、著者が必ずしもこれを単なる疑似科学として退けようとしているわけではないことが読み取れる。

第9章ではごく手短かながら、精神医学における（脳神経科学や薬学などの）身体主義・物質主義的なアプローチについて素描される。こころの病気に対するアプローチ方法には大まかに分けて二つあって、そのひとつは精神分析やカウンセリングなど、患者の生きる「意味世界」に迫る心理的側面からのアプローチだ。他方で身体的・生理学的側面から迫ろうとするアプローチもあり、その系譜にあるものがたとえば現在主流となっている向精神薬の投与だったり、あるいはかつて期待を集めていた電気ショックによる治療、ないしは（悪名高い）ロボトミー手術だったりする。ルモアンヌの主張は、こころの病気に対しては、心理面と身体面どちらかに偏りすぎるのではなく、なるべく両面から迫るのが望ましいということである。

第10章のテーマとなるのは精神医学と法学との関連、および精神鑑定である。現在の先進国の刑法にはたいてい、精神病患者が犯罪を起こしたときには、もし犯行時に「責任能力」がなかったと判断されればその人物は処罰を免じられる（あるいは減じられる）といった条文が含まれている。そこで場合により精神科医の出動が要請されてくることがある。もうひとつの大きな論点は、患者の強制入院についてである。フランス「一八三八年法」はたしかに精神病患者が刑務所に送られる事態を回避させたものの、（反精神医学の論者たちのように）これを「監禁先が病院に変わっただけ」と見なす向きもある。患者の人権と公衆の安全を同時に守ろうとすると、どこかでこうしたジレンマが発生するのだが、この問題は精神医学および司法にとって現在でも未解決の大きな課題と言えるだろう。

第11章は非常に短いエッセイとなっているが、現在のフランスの精神医療が抱える（主に経済的な）問題に触れ、その窮状をうったえた箇所である。

メインテーマ――精神科医は何の役に立つのか

第12章は「治療者」としての精神科医についてである。ごく短いエッセイなのだが、第1章で提示された「われわれ精神科医たちは何をやっているのだろう」という問いかけに呼応する箇所であり、本書はこれより快速なテンポ感を保ったまま終章に向かうことになる。

第13章では、精神科医、心理学者、（精神分析家や認知行動療法家を含む）心理療法士といった、フランスでこころの病気に関わる代表的な職業についての説明がなされる。このうち「薬の処方」が許されているのは精神科医だけであり、だからこそルモアンヌは、薬による治療と（カウンセリングなどの）心理療法のどちらか一方しかおこなわないようなタイプの精神科医に対して怒りを覚えるのであろう。

ここでフランスの医療保険制度について、やや補足説明が必要かもしれない。日本と同様フランスでも、医者にかかったときには（健康保険証をもっていれば）医療費全額を本人が負担する必要はない。ただしフランスは、本人がまず医療費の全額を支払って、後日自分で医療保険機関に書類提出することで「払い戻し」が受けられるという（われわれ日本人からすればちょっとややこしい）システムをとっている。またフランスでは、精神科医のみが公的な医療保険制度（国の社会保険）によってカバーされ、心理学者と心理療法士に関しては民間の医療保険に頼らざるをえないというのが現状だ。要するに受診料が高くなって、多くの患者たちが（保険のきく）精神科医の門を叩くことになる。ルモアンヌはこの状況にひずみともどかしさを感じているのである。

第14章は、精神科医本来の仕事ではないものについて語った、ユーモラスでチャーミングな挿話となっている。なお、フランスの郊外がもともと抱えていた問題については、本書の姉妹編『教えてデュベ先生』で扱われているので、よろしければそちらも参照していただければ幸いである。

終章となる第15章では、精神科医という職業の将来について思いを馳せながら、ルモアンヌ自身が「僕はどうして精神科医を続けてこられたのだろう」という内面の問いへと立ち返っていく。そして著者がたどり着いた結論は「人生を謳歌すること」――病院の外では白衣を脱ぎ、職業人であることをいったん忘れて、自由に生きることだった。精神疾患の患者たちと同様に、精神科医も人間なのだ。こうして（ベテランの職業人としての）ルモアンヌから若い世代へのアドバイスでもって、本書は静かに締めくくられる。

＊＊＊

思い起こせば、僕のところに邦訳の依頼が舞い込み、フランス語の原本にさらりと目を通したのが二〇一四年の春頃だったと思う。ちなみに僕は医師などではなく、大学で社会病理学などを教えている一介の社会学者に過ぎない。本書の翻訳は、テーマからすれば誰か精神医学の専門家が担当なさるのが本筋かとは思ったのだが、テクストを見るとそれほど医学用語がばんばん飛び交っている様子もなく、むしろルモアンヌ先生がそうした議論を意図的に避けているように感じられたので、不肖ながらお引き受けすることにしたのだった。邦訳にあたっては「これは専門書ではない、若い読者向けのエッセイなのだ」と自分に言い聞かせ、あくまでも平易な、日本語として読みやすい訳文をこころがけたつもりである。

ただ、翻訳作業そのものはけっしてやさしくはなかった。ルモアンヌ先生のフランス語の文体は、ときにエレガントで格調高い書き言葉だったかと思えば、突如として話し言葉、しかも若者言葉が飛び出したりする。ユーモアのセンスも抜群なのだが、元ネタを知らないとついていけないギャグが、ところどころトラップのようにセットされている。全体として（いろんな意味で）きわめて高い教養と類まれなる文才の持ち主であることが伝わってくる原文テクストであり、要するに「訳者泣かせ」なのだった。

精神疾患という非常に重いテーマを扱っているにもかかわらず、本書は重苦しい内容にはならず、むしろわりとライト感覚で読みやすい本に仕上がっている。これは言うまでもなく（本職のベテランの精神科医である）ルモアンヌ先生の、患者たちへの優しさと厳しさ、そしてユーモアあふれる文体のおかげであろう。僕などは訳している最中、こんな言葉を投げかけたら患者が傷つきやしないかとひやりとすることもあったのだが、やがてそれは誤解だとわかった。現場を熟知する医師や看護師たちは、僕のような門外漢よりもはるかに入院患者をリスペクトし、ひとりの人間として扱っている。何よりそこには互いの信頼関係がある。だからこそ厳しい言葉もかけられるのである。「精神疾患の患者＝弱くて傷つきやすい存在」という僕のぼんやりしたイメージのほうが、逆にある種の「偏見」でさえあったのだ。認識を改めさせられた。

とはいえ、本書を読んで傷つけられたと感じる人があらわれないように、訳語や表現等には十分に気を遣ったつもりである。精神疾患およびその患者たちへの差別・排除はあってはならないというのが、（著者ルモアンヌをはじめとする）本書の発刊に携わったすべての人々の共通の思いであることを、ここに強調しておきたい。

最後になったが、この日本語版の発刊にあたって非常にお世話になった新泉社の竹内将彦編集長と、素敵なイラストを描いてくれたイラストレーターのたつみなつこ氏に、この場を借りてあつく御礼申し上げたい。

本書によって日本でも精神科医や「こころの病気」に関係する職業を目指す人がひとりでも増え、そして将来的にひとりでも多くの人が苦しみから救われるとすれば、訳者としてそれに勝る喜びはない。

二〇一五年十二月　京都にて

渡邊拓也

著者

パトリック・ルモアンヌ◎Patrick Lemoine

一九五〇年生まれ。精神科医、脳神経科学者。

専門は睡眠障害（不眠症）。リヨン第一大学にて臨床教育にたずさわる一方で

著作家としても活躍し、

薬のプラシーボ効果、不眠症、不安障害などについて多数の著書がある。

訳者

渡邊拓也◎わたなべ・たくや

フランス国立社会科学高等研究院（パリ）修了、Ph.D。

京都大学大学院文学研究科博士課程修了、京都大学文学博士。

現在、大谷大学文学部社会学科講師。専門領域は社会病理学、社会史、地域社会学。

訳書に、フランソワ・デュベ著『教えてデュベ先生、社会学はいったい何の役に立つのですか？』

（共訳、新泉社）がある。

カバー絵・本文挿画——たつみなつこ

ブックデザイン——堀渕伸治◎tee graphics

教えてルモアンヌ先生、
精神科医はいったい
何の役に立つのですか?

2016年4月5日　第1版第1刷発行

著　者　パトリック・ルモアンヌ

訳　者　渡邊拓也

発　行　新泉社
東京都文京区本郷2-5-12
電話 03-3815-1662　ファックス 03-3815-1422

印刷・製本　萩原印刷株式会社

ISBN978-4-7877-1601-9　C1011

新泉社の本

…

教えてデュベ先生、社会学はいったい何の役に立つのですか？

フランソワ・デュベ 著

山下雅之 監訳　濱西栄司・渡邊拓也 訳

著者みずからの経験をふり返って、たんなる評論家でもなく政府の御用学者でもなく、本当に社会を批判的にとらえる立ち位置とは何か、個人と社会の構造のどちらに重点をおいて社会を見るのか、など社会学の基本的な問題点を語る。

四六判上製／二七二頁／二〇〇〇円＋税